BIBLIOTHÈQUE LAFFONT DES GRANDS THÈMES

le cancer

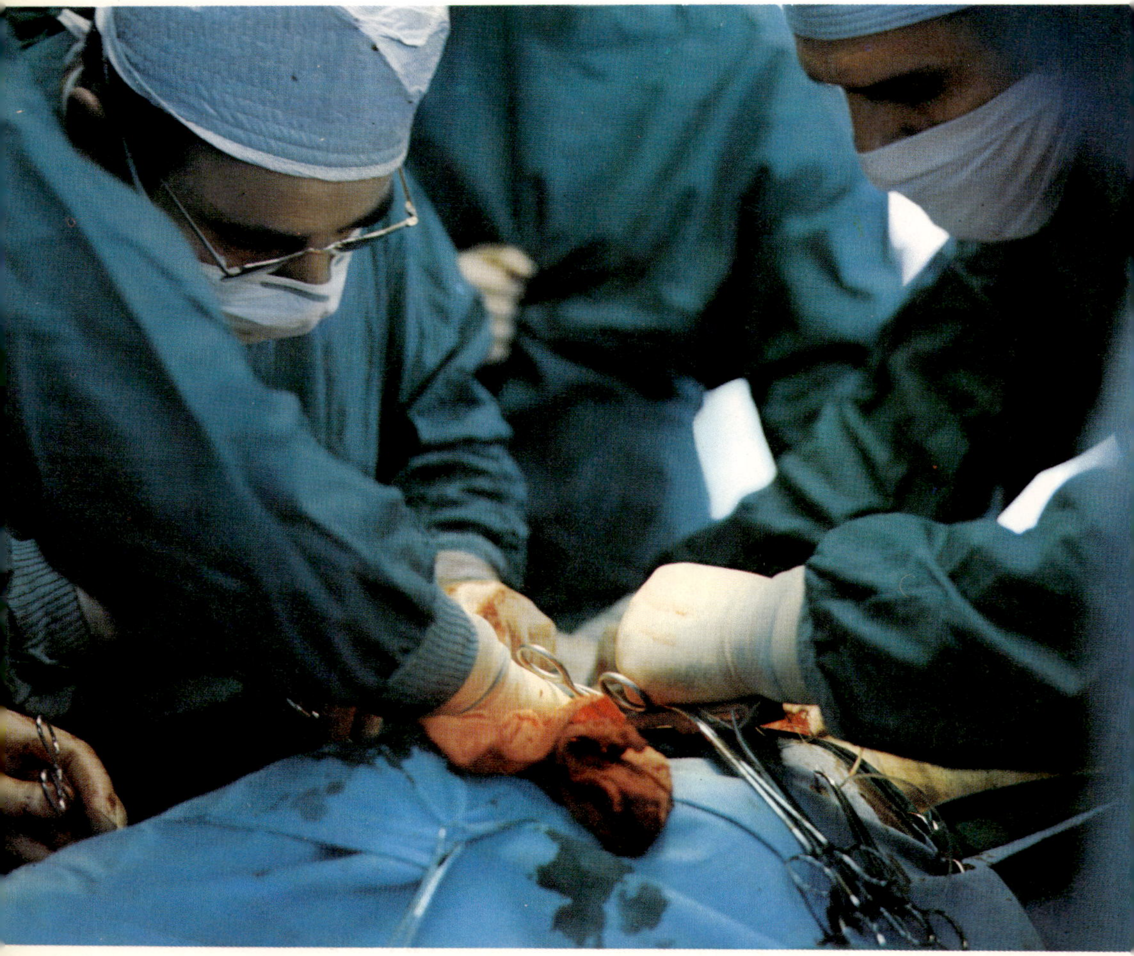

le cancer

robert laffont - grammont

BIBLIOTHÈQUE LAFFONT DES GRANDS THÈMES • LIVRES GT

En cent volumes, la problématique de l'homme d'aujourd'hui

Une production des Editions Grammont, Lausanne, Robert Laffont, Paris et Salvat, Barcelone, réalisée sous la direction de Henri Tissot

LE CANCER

Personnalité invitée : **Severo Ochoa de Albornoz**

Sources photographiques : *Atlas Photo*, Paris, pages 37-49. *Augusto Bellavita*, Fregene, pages 68-69-72. *CIRI*, Barcelone, page 38. *Edistudio*, Barcelone, pages 8-16-18-44-53-56-57-59-61-67-98-107-133. *Camera Press-Len Sirman Press*, Genève, page 131. *Europa Press*, Barcelone, pages 132-138. *Flash Press*, Madrid, frontispice. *Fotogram*, Paris, couverture, pages 34-39-40-50-60-61-71-77-81-82-86. *France Presse*, Paris, pages 26-52-92. *Gamma*, Paris, pages 28-54-134. *Indiss*, Paris, page 79. *Gloria Lolivier*, Paris, documentation. *Magnum*, Paris, page 89. *Nancy Palmer Photo Agency, Inc.*, New York, pages 19-37-83-91-114-122. *Xavier Palaus*, Barcelone, pages 42-63-106. *Dr Rubio*, Barcelone, pages 10-102-103-105-110-111-116-117-118-120-121-124-126-127-128/129-130-135-136-137-139-140. *Snark International*, Paris, page 21. *Dr Subias*, Barcelone, pages 76-83-84-85-109-113. *Pilar Villarrazo*, Barcelone, pages 74-94-95.

Composition : Imprimerie Bron S.A., Lausanne
Imprimé en Espagne sur les Presses de Gráficas Estella S.A., 1976
D.L. : NA. 1492 - 1975
Dépôt légal : 2e trimestre 1976
ISBN : 2-8270-0058-x
ISSN : 0337-064-X

Table des matières

La maladie du cancer

Severo Ochoa de Albornoz

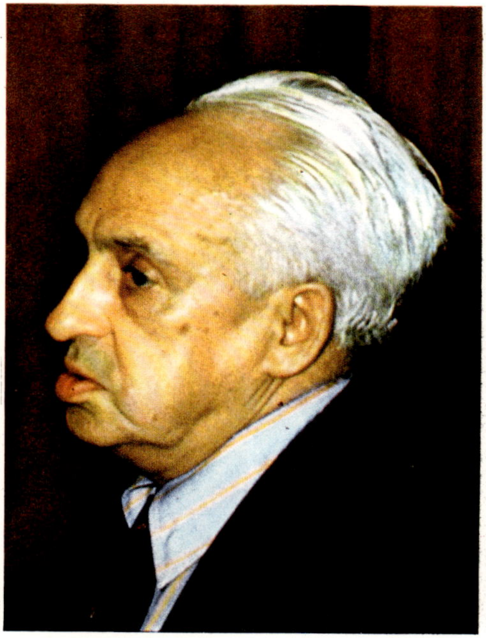

Severo Ochoa de Albornoz est né à Luarca (province d'Oviedo, Espagne) en 1905. Il a fait ses études à l'Université de Madrid et a obtenu son titre de médecin en 1929. En 1931, il est nommé professeur à l'Hôpital San Carlos et chef de la section de physiologie de l'Institut Jiménez Diaz, à Madrid. En 1936, il travaille avec Mayerhoff à Heidelberg, et entre en 1937 au Laboratoire de biochimie de l'Université d'Oxford. En 1941, il s'établit aux Etats-Unis et prend la nationalité américaine en 1956. Depuis 1942, il enseigne à la New York University College of Medecine, où il a été directeur du département de pharmacologie avant de reprendre celui de biochimie. En 1959, il reçoit avec Arthur Kornberg le Prix Nobel de médecine et de physiologie pour ses travaux sur la synthèse des acides ribonucléiques. Il est, entre autres, membre de l'Académie nationale des sciences des Etats-Unis et membre correspondant de l'Académie des sciences de l'Union soviétique et de l'Académie des sciences de Pologne. Il est également docteur *honoris causa* des Universités de Washington, d'Oxford, de Salamanque et de Manille.

Le cancer est une maladie aussi ancienne que l'homme lui-même (on a trouvé des lésions caractéristiques de ce mal dans des os du *Pithecanthropus erectus*), mais elle n'avait jamais eu l'importance qu'elle a prise de nos jours. Dans les dernières années, le taux de mortalité dû au cancer a sensiblement augmenté, malgré les progrès réalisés dans la recherche sur cette maladie.
Sans être réellement spécialiste des problèmes oncologiques, le professeur Severo Ochoa, Prix Nobel de médecine et de physiologie, a une grande connaissance des mécanismes génétiques dont l'altération est l'un des facteurs probablement liés aux affections cancéreuses. Le docteur Severo Ochoa répond à nos questions portant sur cette maladie.

Docteur Ochoa, quels sont les travaux qui vous ont amené à obtenir le Prix Nobel de médecine et de physiologie en 1959 ?

Ce prix me fut décerné pour avoir réussi pour la première fois la synthèse de l'acide ribonucléique en laboratoire ; j'y suis parvenu par un processus très complexe qui demanderait une longue explication.

En quoi la génétique a-t-elle contribué à la connaissance du cancer ?

La génétique contemporaine a surtout apporté une méthodologie permettant d'observer la transformation d'une cel-

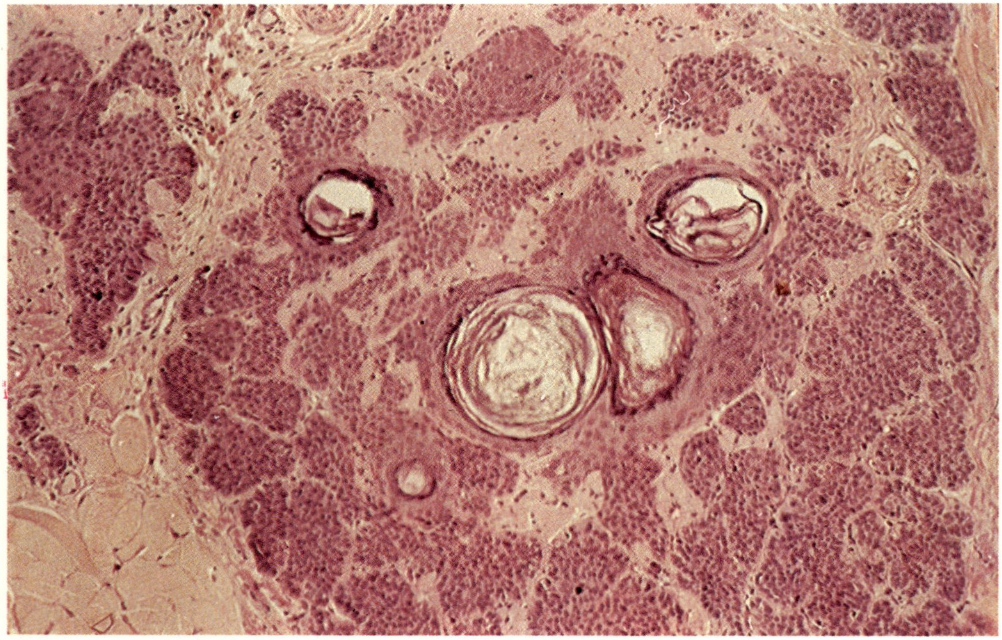

Epithélioma basocellulaire avec globes cornés.

lule normale en cellule cancéreuse, lorsque le matériel génétique des virus est incorporé au matériel génétique cellulaire.

Quelles sont, à votre avis, les difficultés que soulève l'identification du cancer ?

Le problème fondamental réside dans l'identification du mécanisme intermoléculaire qui modifie les cellules en cellules malignes. Dans ces dernières années, les études sur la structure génétique des virus capables d'intervenir dans la cancérisation et dans l'interaction entre les gènes de l'hôte et les virus ont permis de mieux comprendre la carcinogénèse au niveau cellulaire.

Docteur Ochoa, comment envisage-t-on, actuellement, le problème du cancer ?

Il apparaît assez clairement qu'il existe de nombreux virus pouvant produire le cancer et que certains cancers humains révèlent indirectement la présence d'un virus.

Ces virus peuvent-ils être isolés et maîtrisés ?

Pas dans l'immédiat, car nos connaissances sont encore infimes et fragmentaires, mais nous espérons y parvenir, lorsque nous connaîtrons mieux ces virus. Il reste beaucoup de travail à accomplir.

Lorsqu'on y arrivera, ce fléau de l'humanité sera-t-il enfin dominé ?

Ce sera plus facile, car la découverte du virus facilitera la recherche d'un traitement efficace.

Pourquoi rencontre-t-on beaucoup plus de cas de cancer qu'il y a quelques années ?

Parce que les agents chimiques capables de le provoquer sont beaucoup plus nombreux dans notre environnement : la pollution atmosphérique ; les résidus et les fumées du charbon, du pétrole ; les composés médicamenteux que l'on absorbe en plus grande quantité qu'auparavant ; les insecticides, les détergents et bien d'autres produits qui étaient à peine connus il y a cinquante ans.

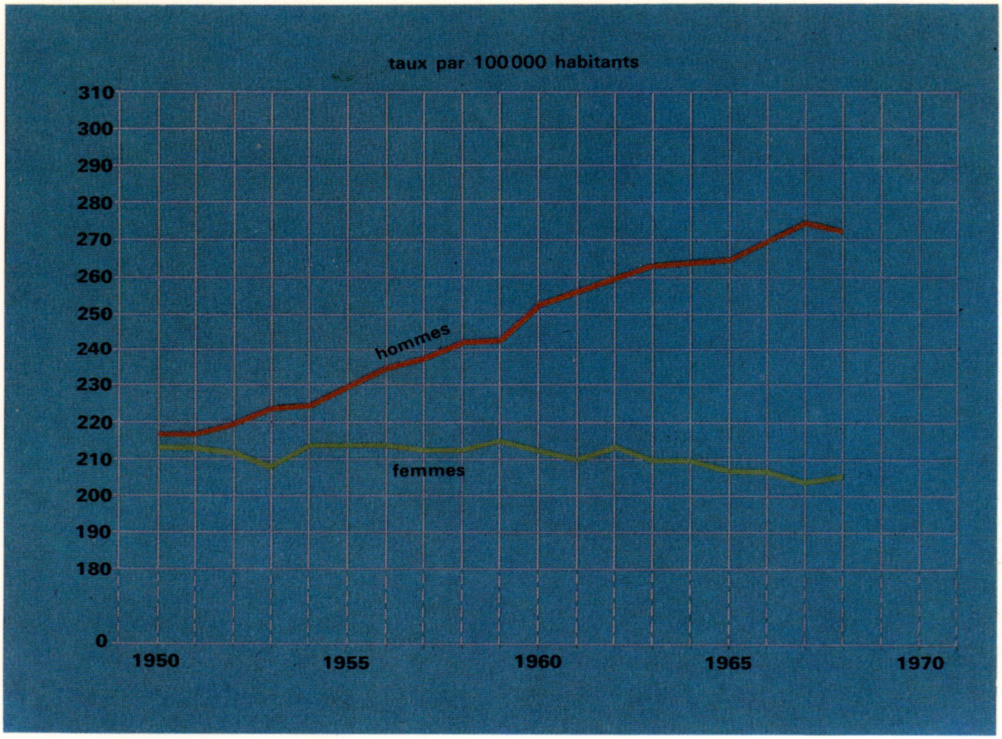

Tendance évolutive de la mortalité par cancer en France.

Il faut aussi tenir compte du fait que la longévité s'accroît et que le cancer se manifeste surtout à partir de quarante ans.

En outre, on pose aujourd'hui avec plus de précision le diagnostic du cancer.

Sommes-nous tous des cancéreux en puissance ?

Il est incontestable que notre matériel génétique peut contenir des virus à l'état latent (ce qu'on appelle la prédisposition) ; qu'ils se manifestent ou non plus tard dépend des agents externes mettant en marche, par une sorte de déclic, le processus de cancérisation.

Entre autres facteurs capables de déclencher un cancer, on peut indiquer les facteurs d'ordre génétique, l'influence du

Dans ce schéma, on tente de synthétiser les différentes réactions de l'organisme face à un risque de maladie.

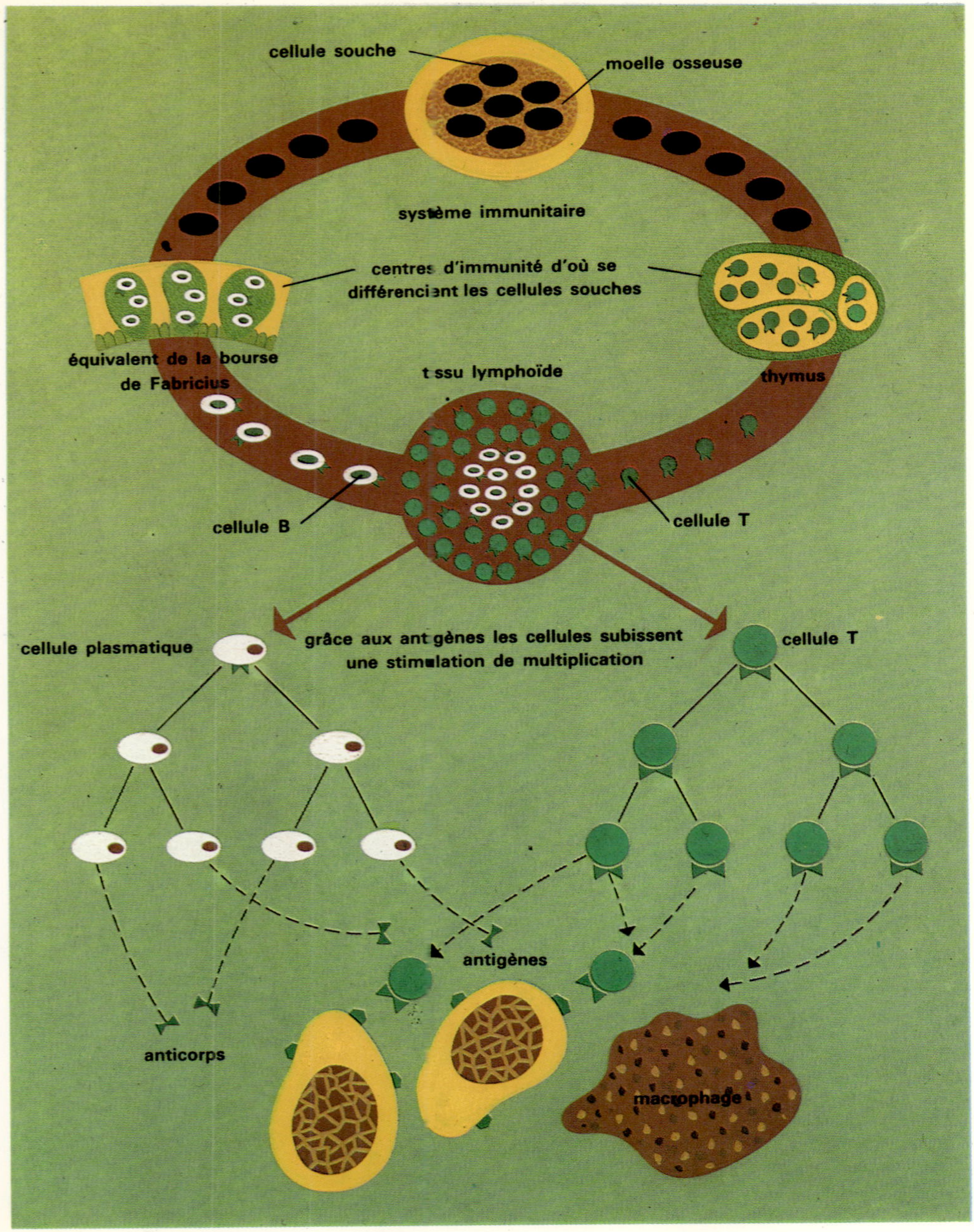
cellule souche
moelle osseuse
système immunitaire
centres d'immunité d'où se
différencient les cellules souches
équivalent de la bourse
de Fabricius
tissu lymphoïde
thymus
cellule B
cellule T
cellule plasmatique
grâce aux antigènes les cellules subissent
une stimulation de multiplication
cellule T
antigènes
anticorps
macrophage

milieu ambiant, les composés hormonaux, la maturité et le vieillissement des cellules de l'individu.

Dans quelle mesure le diagnostic précoce du cancer peut-il éliminer tout danger ?

C'est le seul cas où l'on puisse appliquer une thérapeutique, car les lésions malignes sont encore circonscrites et il ne s'est pas produit de métastases.

Quel rapport existe-t-il entre les travaux sur le cancer et ceux sur l'origine de la vie ?

L'apparition du cancer est un processus de transformation cellulaire auquel participent les acides nucléiques : l'acide ribonucléique, ou ARN, et l'acide désoxyribonucléique ou ADN.

De son côté, le mécanisme de l'origine de la vie requiert l'enchaînement de toute une série de processus moléculaires, dont l'autoreplication des molécules d'acide nucléique ; de ce point de vue, une meilleure connaissance de ces phénomènes pourrait nous renseigner sur les transformations subies par les cellules devenues cancéreuses, car l'ARN et l'ADN y jouent un rôle fondamental.

On s'interroge également sur l'origine virale de certaines affections cancéreuses ; dans la mesure où les virus se divisent en deux groupes, ceux qui contiennent de l'ARN et ceux qui renferment de l'ADN, on voit bien la relation existant entre les deux processus. Il n'est cependant pas facile de répondre à cette question.

En réalité, ce que l'on peut dire, c'est que la croissance anarchique des cellules ne peut avoir lieu qu'à un stade supérieur du développement de la vie. Le cancer atteint le crapaud, les plantes supérieures et, bien entendu, les oiseaux et les mammifères, mais il n'a jamais été observé dans les formes de vie les plus élémentaires.

Il semble que le cancer consiste en une prolifération cellulaire et cette prolifération, bien qu'anarchique, est une manifestation de la vie.

De toutes les théories sur l'origine des cancers, laquelle préférez-vous : celle qui l'explique par l'action de substances chimiques irritatives sur les cellules ; ou bien celle qui attribue aux cancers une origine virale ; la théorie génétique, basée sur un échange de chromosomes à l'intérieur du noyau de la cellule, ou encore la théorie hormonale ? Pensez-vous que l'on puisse élaborer une théorie plus générale qui les engloberait toutes ?

Je crois que les cancers sont induits par une cause unique et que les virus jouent probablement un rôle fondamental. Il se peut qu'à un moment donné le matériel génétique du virus soit incorporé au matériel génétique cellulaire et qu'il donne lieu à une prédisposition au cancer qui se transmettrait à tout le potentiel cellulaire.

Quelle est l'importance de l'immunité dans le développement du cancer ? Est-ce qu'une diminution des défenses immunitaires peut être un facteur favorisant ce développement ?

Les cancers produisent des antigènes, qui pourraient entraîner une réaction de défense de l'organisme. Cette réaction ne suffit pas généralement à faire disparaître des tumeurs malignes déjà arrivées à un certain stade. En tout

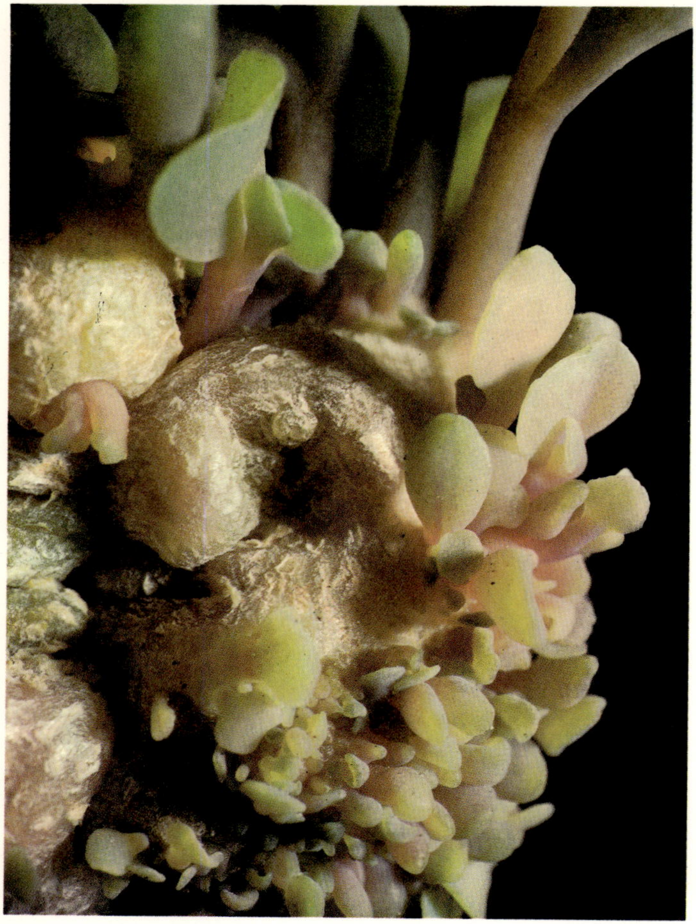

Le cancer n'est pas une maladie spécifiquement humaine, on le rencontre également dans le règne animal et le règne végétal. La photographie montre une tumeur végétale.

cas, on s'intéresse sérieusement à la possibilité de contrôler ces affections grâce aux mécanismes du système immunitaire et l'on travaille beaucoup dans cette direction. De fait, on a actuellement mis au point des vaccins contre les virus provoquant certains cancers chez les animaux.

Pensez-vous que le cancer soit une maladie spécifiquement humaine ?

Non, j'ai déjà dit qu'il peut également atteindre les animaux, même ceux à sang froid, comme les grenouilles, ainsi que les végétaux.

Peut-on isoler les virus responsables du cancer ?

Jusqu'à présent, on n'a pas isolé avec certitude un virus produisant un cancer humain, mais on dispose d'indications, plus ou moins directes, selon lesquelles c'est bien un virus qui est lié à l'apparition de certaines formes de cancers humains ; dans quelques cas, on a observé des particules virales au microscope électronique sans que leur rôle exact puisse être précisé exactement.

Vous pensez donc qu'il sera possible, un jour, d'isoler ces virus ?

Quand une cellule devient cancéreuse sous l'action d'un virus, celui-ci disparaît, à moins qu'on ne le fasse resurgir par des techniques spéciales.

Il existe des moyens de faire proliférer les virus et l'on peut alors les observer ; mais, dans de nombreux cancers humains, leur détection est difficile, car il n'y a pas de prolifération.

Je voulais dire ceci : sera-t-il possible de les isoler de façon certaine ?

On ne peut les isoler qu'en « récupérant » les virus et en les faisant proliférer. Dans ces conditions, on parvient effectivement à cultiver des cellules susceptibles de devenir cancéreuses.

(Suite de l'entretien en page 66.)

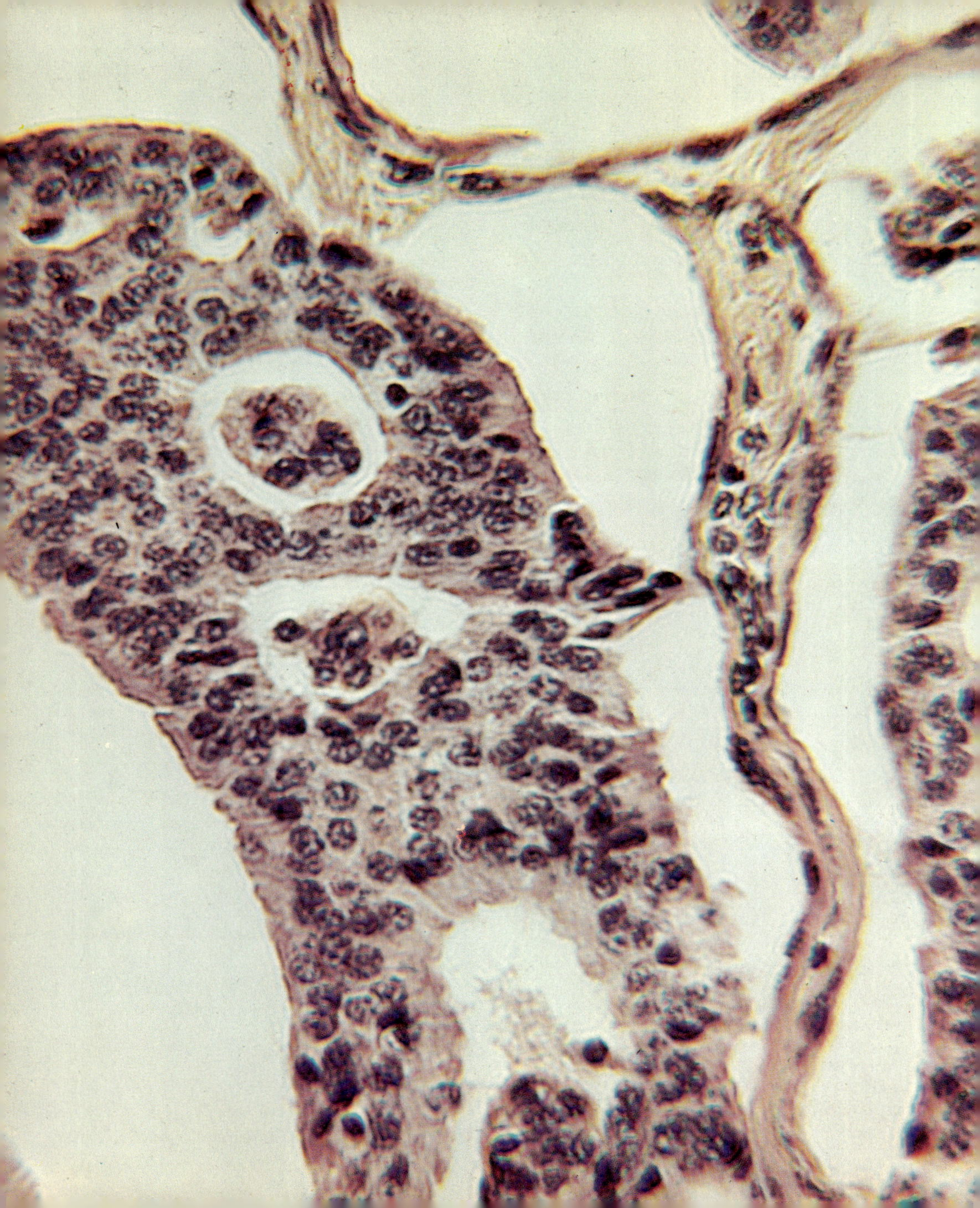

Tumeur pancréatique de type glandulaire.

La recherche biologique est l'une des bases essentielles de l'oncologie.

Le cancer comme problème

Le cancer est un problème grave et complexe qui concerne la biologie, la médecine et toute la société humaine.

On ne dispose pas de connaissances suffisantes sur la biologie du cancer permettant de fonder une thérapeutique efficace. C'est pourquoi le cancer menace toujours l'humanité, et celle-ci doit organiser sa défense.

Il est évident que, sans l'appui et le concours de la société, les efforts dans la recherche fondamentale et l'organisation de l'assistance sanitaire sont voués à l'échec.

Pour obtenir le soutien de la société, il convient d'abord de l'informer de façon

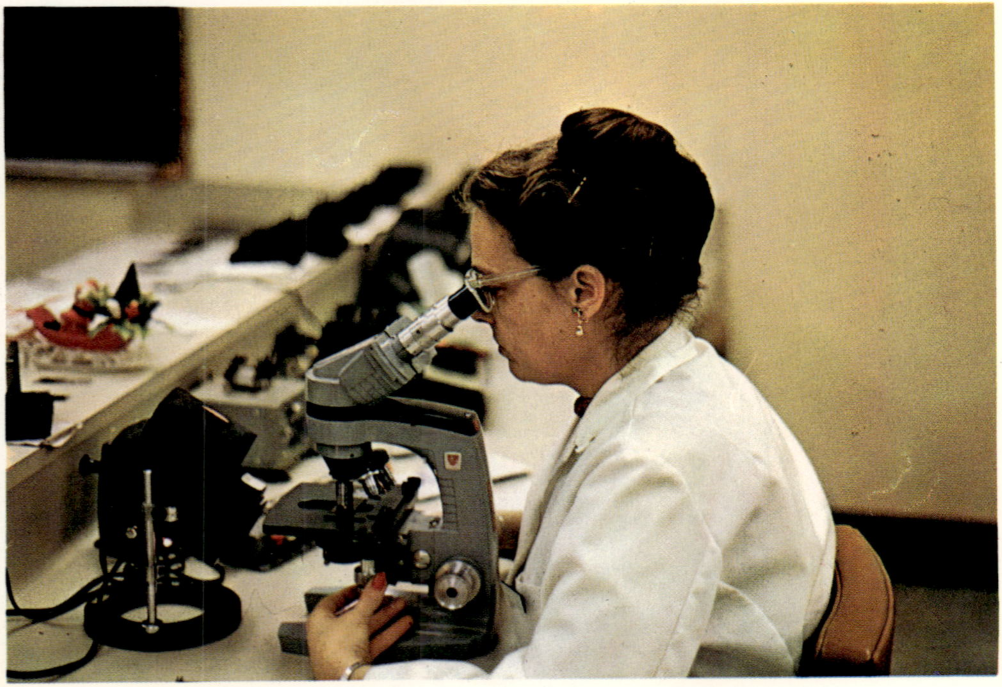

Autoportrait du docteur Georges Chicotot, en 1908, lors de sa première expérience de traitement du cancer.

correcte. Il n'est pas question que tout homme et toute femme soit obsédé par le cancer, ce qui serait excessif, mais que la population soit au courant des problèmes qui se posent et des progrès réalisés, des impératifs et des solutions qui s'imposent pour lutter contre la maladie. C'est le seul moyen offert aux organisations sanitaires pour solliciter la participation de la société. Le risque existe et, par conséquent, il vaut mieux le connaître et le mesurer.

Malheureusement, ce que les gens pensent connaître aujourd'hui correspond en général aux cas les plus tragiques. La vision que l'opinion publique a du cancer est extrêmement négative. Elle est due en partie aux mauvais résultats obtenus par les traitements, mais elle constitue souvent aussi une erreur de jugement. On ignore, la plupart du temps, que nous manquons encore de connaissances fondamentales sur le cancer.

On pense que tout a été fait et que tout est inutile, qu'il n'y a donc plus rien à espérer ou, au contraire, les gens s'en remettent aux remèdes miraculeux.

On méconnaît bien souvent la réorganisation de la médecine au niveau de l'enseignement et de la pratique professionnelle pour s'adapter à la situation actuelle dominée par le combat contre le cancer. La médecine s'est attachée, pendant très longtemps, à réduire la mortalité précoce causée par les maladies infectieuses ; tel était le grand souci des médecins qui lui consacraient tous leurs efforts. La médecine avait à peine triomphé des maladies infectieuses qu'elle fut confrontée à d'autres problèmes gigantesques qui, par leur nouveauté, remettaient en question la structure traditionnelle de la médecine. Le médecin doit faire face non seulement à la croissance démographique et à une intensification des soins médicaux, mais il ne doit plus attendre passivement que les personnes tombent malades pour l'appeler.

Dans les maladies comme le cancer, il est difficile, au début, de distinguer nettement l'état normal de l'état pathologique, de préciser à quel moment commence la maladie. Le sujet intéressé ne consulte donc pas le médecin à temps.

La médecine doit agir préventivement pour localiser la maladie et en éviter le développement, ou du moins la traiter vite et bien, avant qu'il ne soit trop tard.

Il existe une autre différence entre le cancer et les maladies infectieuses aiguës : après un traitement correct, le patient n'est, généralement, pas entièrement rétabli, il n'est pas à l'abri d'une seconde maladie ou d'une rechute de la première. C'est la raison pour laquelle il faut exercer un contrôle périodique.

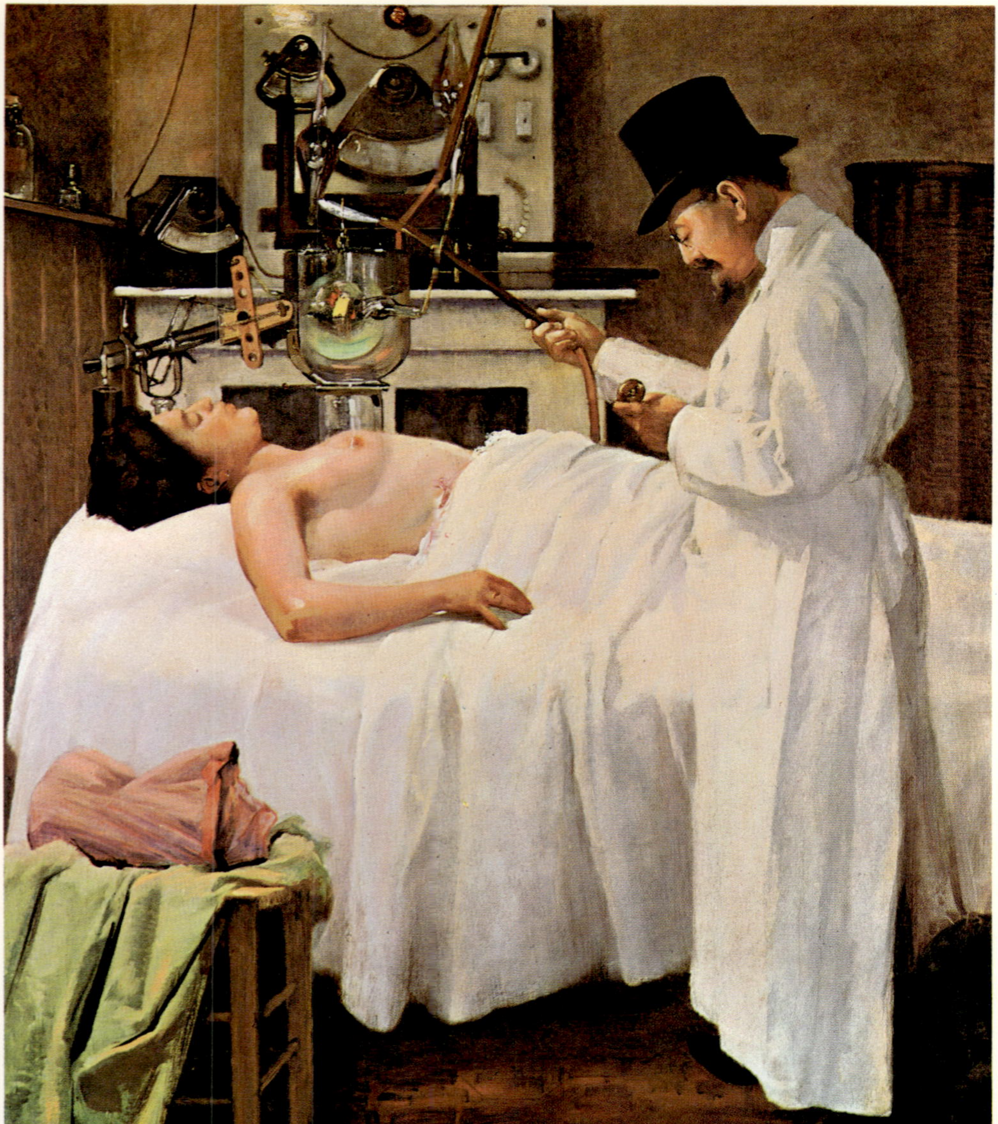
CHICOTOT GEORGES
1908

Schéma comparatif d'une infection virale cancérigène.

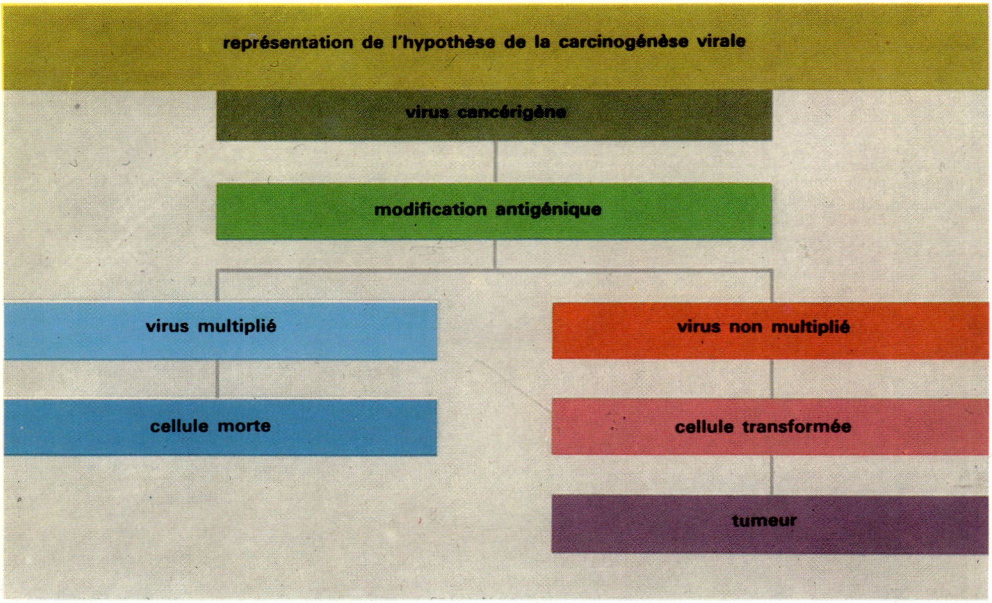

D'autre part, tout le monde arrive à un moment ou à un autre, et pour des causes diverses, à la fin de la vie, c'est-à-dire à la mort, malgré une assistance médicale continue.

Ces derniers soins représentent une tâche ardue mais primordiale pour la profession médicale et de lourdes responsabilités pour le médecin ; cependant, celui-ci doit bénéficier de la collaboration de tout le corps social pour être en mesure de répondre à ce qu'on attend de lui.

La tumeur

On admet généralement l'hypothèse selon laquelle les tumeurs résultent de la croissance de tissus* produits par multiplication de leurs propres cellules*, qui parasitent et détruisent l'organisme. Cependant, vu que les organismes animaux et végétaux sont des entités complexes, constituées par d'innombrables cellules, il existe une autre hypothèse qui explique les tumeurs comme résultant de l'échec des

*Les astérisques renvoient au *Vocabulaire* (page 142).

mécanismes contrôlant l'ensemble cellulaire. Dans les deux hypothèses, les tumeurs ne surgissent pas brusquement sur un tissu sain, mais après une évolution.

D'une façon ou d'une autre, une cellule normale peut se « transformer » et devenir tumorale. Il semble que cette modification affecte d'abord l'une des infrastructures de

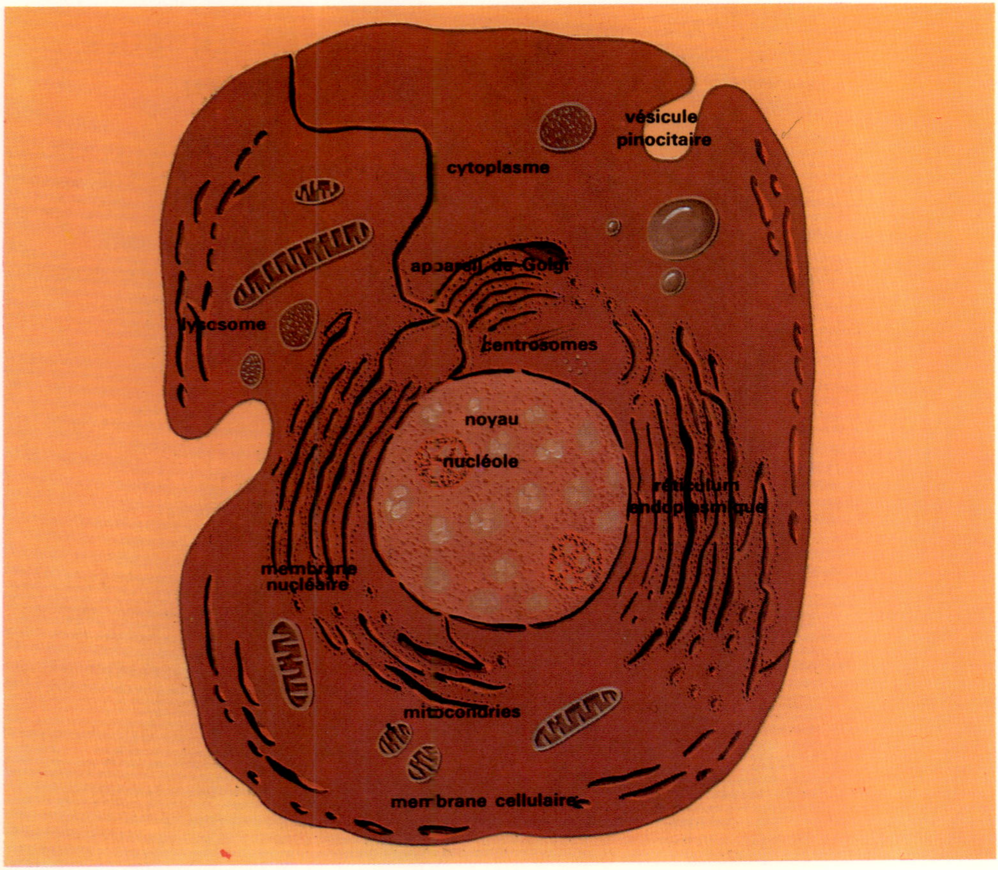

Diagramme d'une cellule typique telle qu'on l'observe au microscope.

l'organisation cellulaire. Elle se propage dans l'espace et dans le temps et les cellules s'éloignent de plus en plus de la normale, à partir du moment où le processus est mis en marche.

Les cellules transformées ont une intense activité biochimique* qui les fait proliférer très rapidement ; deux cas peuvent se présenter : ou bien elles assument les fonctions d'une cellule normale, ou bien leurs fonctions sont anormales. Elles gardent néanmoins les aspects principaux du comportement « correct » ; par exemple, elles en conservent les traits morphologiques, de sorte que les altérations cellulaires paraissent ignorées par l'organisme et n'alertent pas suffisamment ses mécanismes de réaction et de contrôle.

Une fois amorcée, la modification est transmise à la descendance des cellules affectées. Un foyer ou clan de cellules à croissance anormale progresse ainsi aux dépens de l'organisme.

Toutes les tumeurs ne s'écartent pas de façon identique de la normale. Certaines en sont proches, tandis que d'autres sont formées de cellules où l'on ne peut pas reconnaître les caractéristiques du tissu originel ; c'est pourquoi l'on parle d'un éventail ou spectre de tumeurs. Il peut y avoir des tumeurs bénignes qui sont cependant graves du fait de leur implantation sur un organe vital, des tumeurs précancéreuses — terme exagérément prophétique — et finalement, à l'extrémité de l'éventail, toutes les maladies cancéreuses.

Origine des tumeurs (carcinogénèse)

L'origine des tumeurs peut être imputée aux conditions spécifiques de l'organisme qui dépendent de la structure cellulaire et du potentiel héréditaire de l'individu, ou encore à une cause ou à un agent extérieur à l'organisme.

Hérédité et contagion

L'hérédité est le premier mécanisme de contrôle de la forme et de la fonction des êtres vivants à travers les générations successives. Une altération héréditaire peut engendrer une tumeur.

Les tumeurs ne sont cependant pas transmises comme une maladie aux enfants par les parents. Il peut néanmoins y avoir une prédisposition morbide* déterminée par l'hérédité.

On cite bien souvent des familles humaines qui présentent de nombreux cas de cancer et l'on a constaté que seules quelques tumeurs malignes avaient un caractère héréditaire ; lorsqu'on rencontre plusieurs cas dans une même famille, ce fait est en grande partie explicable statistiquement, sans avoir recours aux facteurs héréditaires.

Pour vérifier si le cancer pouvait être transmis héréditairement, les chercheurs ont fait des expériences sur des animaux pour obtenir des souches pures après des croisements entre frères ; certaines souches sont constituées par des individus fortement prédisposés, tandis que d'autres sont pratiquement préservés du cancer spontané et résistent à la cancérisation expérimentale. Cependant, il faut reconnaître que ces souches, nettement influencées par des facteurs héréditaires, sont artificielles ; elles sont produites par des croisements faits en laboratoire et se révèlent donc très différentes de la population humaine, où la liberté de croisements empêche normalement l'établissement d'une hérédité cancéreuse.

Pendant le premier quart de ce siècle, on s'est beaucoup préoccupé de savoir si le cancer était une maladie contagieuse. On invoquait alors les cas de cancers affectant des couples mariés, de même que la pseudo-contagion observée dans les cages d'animaux de laboratoire. Mais aucun de ces arguments ne fut probant et l'on a pu démontrer qu'il n'existait pas de microbes spécifiques produisant des tumeurs et qu'il n'y avait pas de contagion dans les hôpitaux.

Par ailleurs, on a découvert des causes capables de provoquer le cancer qui ne seraient pas d'ordre infectieux, mais seraient liées à l'environnement humain.

Actuellement, la théorie selon laquelle le cancer proviendrait d'un virus est prédominante, mais il est bien clair que le virus n'intervient pas dans le cancer comme dans les infections virales courantes, telles que la grippe ou la paralysie infantile.

De toute façon, la possibilité de la contagion ne pose pas de grands problèmes d'hygiène.

Pour toute une série de raisons, il est difficile de déterminer quel est le rôle de l'hérédité dans l'apparition des tumeurs chez l'homme. Pour ce faire, il faudrait disposer d'un matériel provenant de plusieurs générations.

N. N. Petrov

L'expérimentation sur des animaux nous a beaucoup appris sur les causes du cancer.

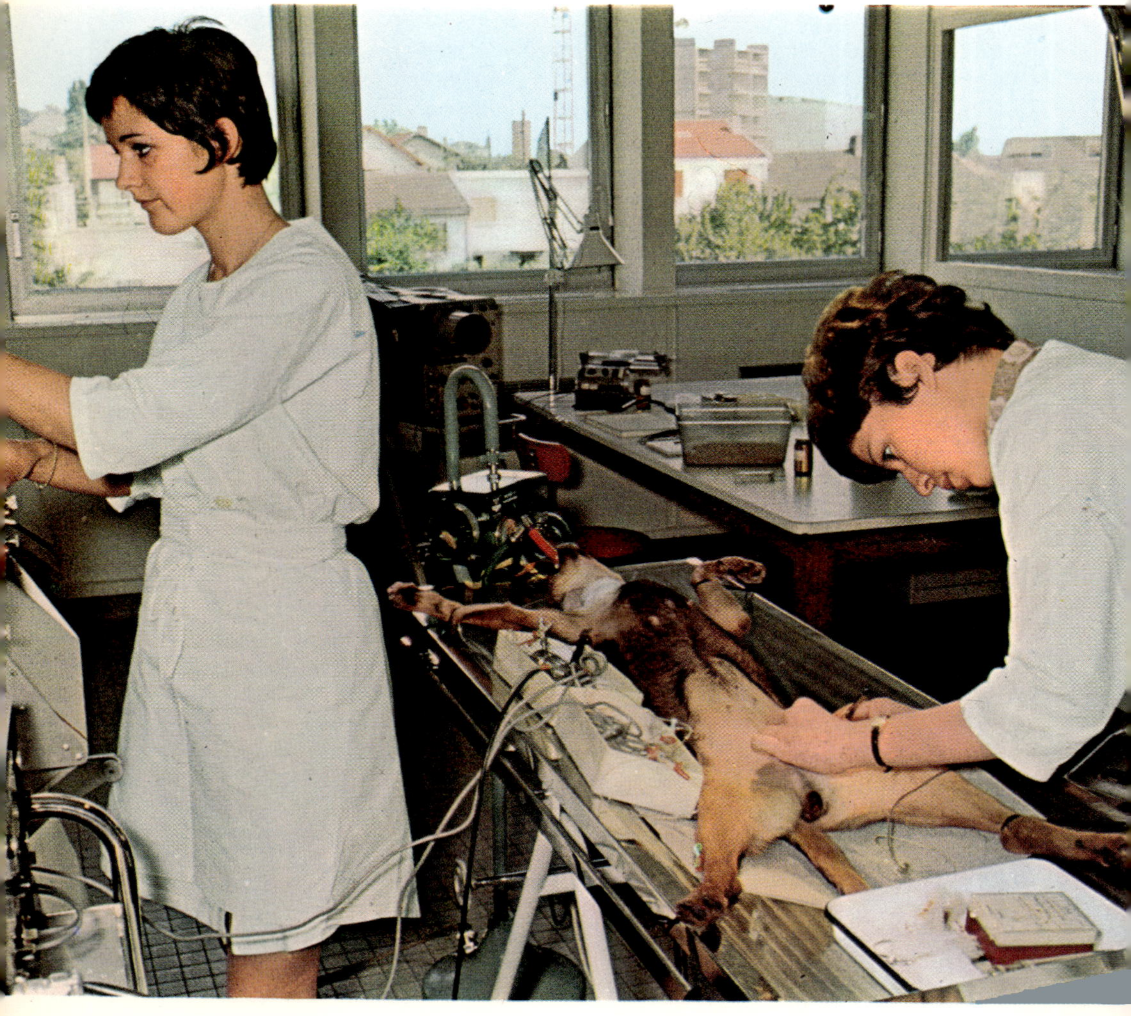

On n'a pas encore mis en évidence l'intervention d'un virus dans le mécanisme de la cancérisation humaine. En tant que « maladie virale », le cancer demeure encore une hypothèse.

G. Beau

Recherche des causes du cancer

Puisqu'on savait que le cancer n'était ni héréditaire ni contagieux, du moins pas au sens habituel de ces termes, il restait à trouver la cause ou les causes du cancer et des tumeurs en général.

On a obtenu des éléments de réponse grâce à trois champs de recherches : l'épidémiologie*, la clinique* humaine et l'expérimentation en laboratoire. Ces trois disciplines sont indispensables et doivent être développées davantage de façon convergente et non plus isolée, pour qu'elles bénéficient de leurs apports réciproques.

Les observations cliniques constituent aujourd'hui des données de grande valeur, bien qu'elles présentent deux types d'inconvénients : en premier lieu, elles sont conditionnées par les cas les plus graves qui retiennent toute l'attention des médecins, et ceux-ci ont tendance à négliger les tumeurs bénignes, ou moins graves, qui renferment peut-être les explications clés concernant l'origine des tumeurs (le cancer clinique est le cas extrême de toute une série de lésions tumorales) ; en second lieu, les observations cliniques ont lieu tardivement, car le malade ainsi que le médecin ne remarquent les tumeurs que lorsqu'elles deviennent évidentes ; c'est pourquoi les tout premiers phénomènes qui risqueraient de faciliter la compréhension des tumeurs sont en réalité très peu connus ; nous manquons d'ailleurs d'une terminologie adéquate pour les décrire.

Après un siècle, pratiquement, de cancérologie expérimentale, nous avons acquis des informations parfois très élaborées et précises, bien qu'insuffisantes. Les premières études furent effectuées à partir d'agents extrêmement actifs qui ne provoquaient que des lésions très avancées. Finalement, toute la problématique actuelle tourne autour de la clinique du cancer humain.

Plus récemment, l'épidémiologie est devenue une nouvelle source d'enseignement ; grâce à elle, on a pu établir la première relation causale d'un cancer humain,

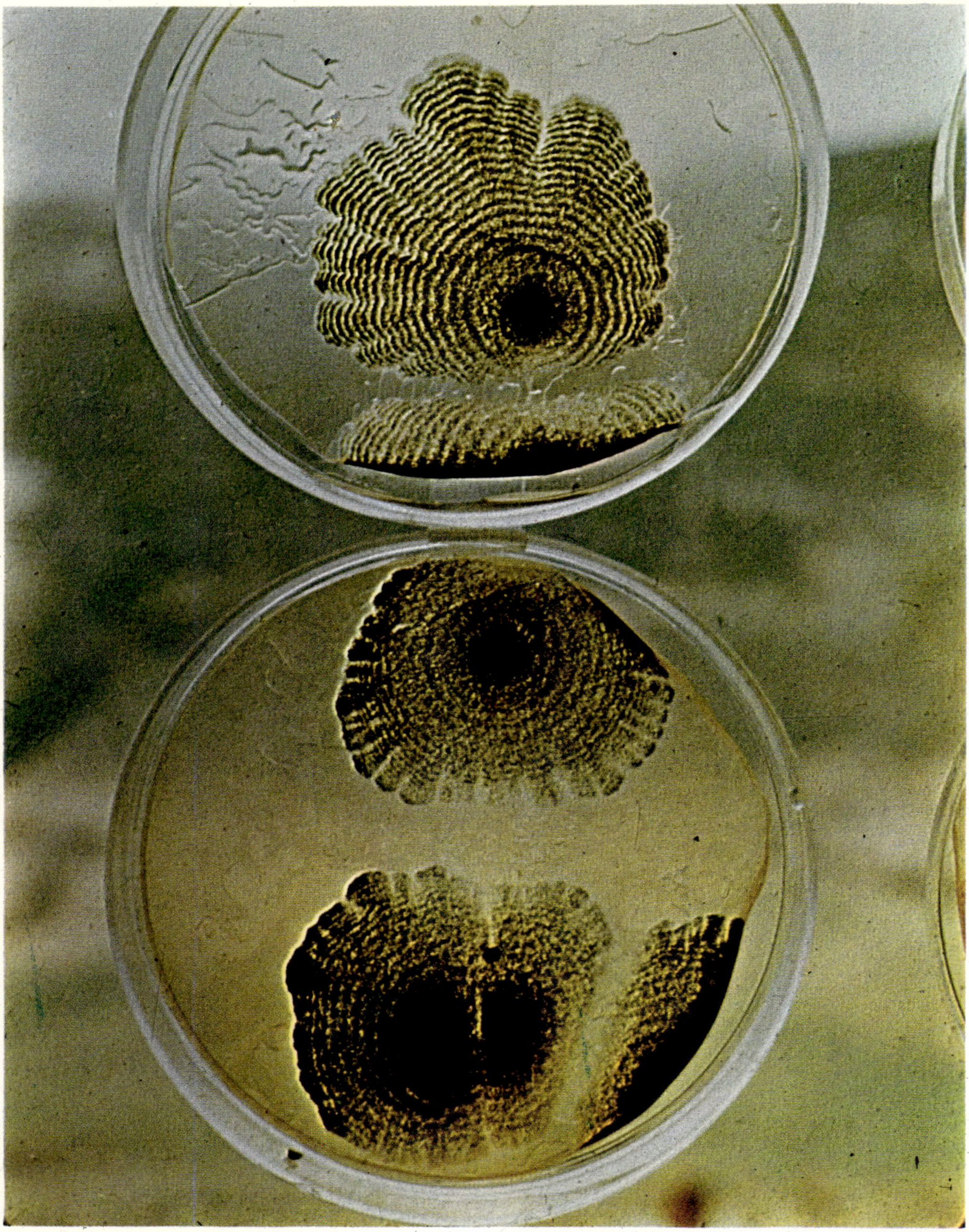

Culture de cellules cancéreuses en milieu artificiel.

en montrant que le « cancer des ramoneurs » était provoqué par l'accumulation de la suie dans les plis du scrotum.

L'irritation

Jadis et encore aujourd'hui, on a vu un lien entre l'apparition du cancer et les *états d'irritation* particulièrement durables ou chroniques. Le cancer peut, effectivement, apparaître sur des lésions antérieures, en particulier sur d'anciennes cicatrices de brûlures causées par la chaleur, les rayons solaires ou les rayons X. Ce phénomène représentait un test expérimental relativement simple, puisqu'il permettait d'utiliser le tissu le plus accessible, c'est-à-dire la peau, et la multitude d'agents physico-chimiques capables de l'irriter et, par conséquent, de provoquer une prolifération cellulaire excessive. Les verrues, tumeurs et cancers de la peau provoqués par ces agents se constituent lentement, avec de longues phases latentes durant lesquelles aucun effet n'est visible. Au cours des premières expériences, on a observé que, lorsque l'effet est obtenu, celui-ci peut continuer indépendamment de sa cause.

Les agents capables d'engendrer le cancer (cancérigènes) altèrent la forme et le comportement des cellules normales et les transforment en cellules cancéreuses. Ce qui caractérise cette modification, c'est qu'elle affecte la descendance des premières cellules atteintes. On ne peut l'interpréter que comme un changement dans les *gènes* ou facteurs héréditaires des cellules constituant le corps ou *soma* de l'individu. Il en est à peu près de même de l'hérédité transmise par les parents aux enfants : différents agents peuvent transformer la chimie des cellules germinales, et les enfants présentent alors des dissemblances dans leurs caractères et leurs fonctions par rapport à leurs parents. Tout changement dans l'hérédité signifie une mutation ; si elle concerne les cellules corporelles, on l'appelle mutation somatique. Le cancer serait, par conséquent, une *mutation somatique.* Plus récemment, on a constaté que la fonction héréditaire pouvait être transformée sans que les gènes subissent des lésions chimiques ; il y aurait simplement une sorte de confusion qui favoriserait la diversité d'interprétation de la mutation somatique.

Tous les animaux n'ont pas la même sensibilité de la peau ; en outre, toutes les substances irritantes ne sont pas cancérigènes et certaines substances typiquement cancérigènes ne sont pas forcément irritantes.

A l'époque où l'on a découvert que le cancer pouvait avoir une *cause chimique*, toutes les recherches se tournèrent vers le milieu chimique de l'organisme. On commença par les dérivés du goudron, en

Tableau des hydrocarbures polycycliques cancérigènes.

enduisant la peau des animaux à plusieurs reprises avec ces produits. La peau était ainsi fortement irritée et la zone traitée révélait au bout d'un laps de temps assez prolongé des lésions tumorales, parfois malignes.

On se consacra pendant longtemps à ces expériences avec des agents chimiques, effectuées sur des animaux différents et ayant recours à des substances diverses. Il faut remarquer que les techniques et les critères d'expérimentation se sont beaucoup perfectionnés, si bien que les dernières tentatives ne ressemblent guère aux démarches primitives qui étaient bien rudimentaires, fastidieuses et imprécises. Aujourd'hui, la recherche des éléments cancérigènes s'opère à partir de cultures de tissus, sur lesquels on applique des produits chimiques plus délicats dont l'action sélective est facilement et rapidement contrôlée, mesurée. Les cellules ainsi traitées et modifiées sont inoculées ensuite à des animaux sur lesquels on surveille l'aptitude de ces cellules à devenir cancéreuses.

Dès les premières études, on s'est efforcé d'établir un rapport entre l'effet cancérigène et la structure chimique des agents. Mais on peut affirmer, tout au plus, qu'une multitude de structures chimiques donnent lieu à un effet cancérigène — hydrocarbures, dérivés du goudron et produits anticancéreux — qui n'ont en commun qu'un haut degré de réactivité chimique.

On a prouvé que certaines substances augmentaient leur effet cancérigène si elles étaient combinées à d'autres et que leur efficacité variait selon leur ordre d'application. On a supposé qu'il y avait deux groupes d'effets correspondant à deux groupes d'agents. Dans le premier se trouvaient les *inducteurs* dont l'effet rapide et persistant, sinon définitif, modifie profondément l'appareil cellulaire et induit le cancer ; toutefois, on n'observe pas de changement dans la forme et l'activité des cellules qui sont beaucoup plus réceptives aux autres agents favorisant l'évolution d'une cellule saine en cellule tumorale ; les rayons ultraviolets, les rayons X ainsi que certaines substances chimiques, comme l'uréthane, sont des agents inducteurs typiques.

Le second groupe d'agents stimule et provoque la division cellulaire, mettant en évidence ses anomalies et en conséquence la présence de la tumeur ; ils sont qualifiés de *promoteurs* et leur action doit être maintenue pendant longtemps et de façon continue. Leur effet provient sans doute de l'accélération de la division cellulaire comme pour la cicatrisation d'une blessure, et obéit aux facteurs physiologiques, généralement hormonaux, de la croissance de certains tissus.

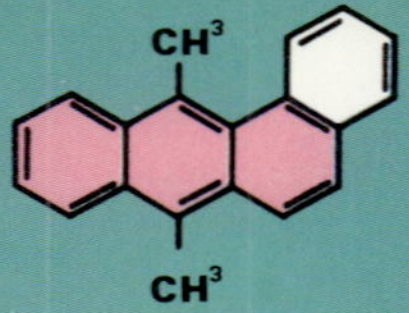

7,12-diméthyl-benzanthrène

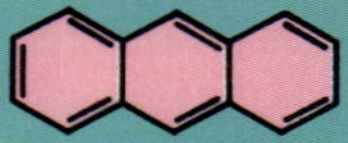

anthracène

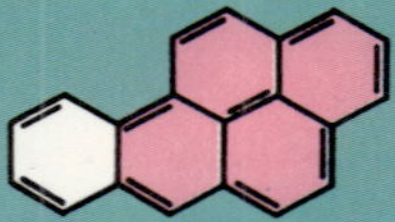

3,4-benzopyrène

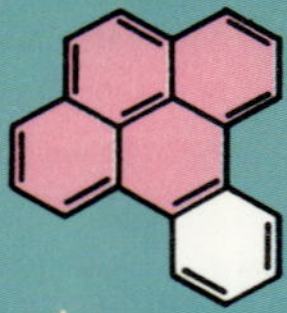

1,2-benzopyrène

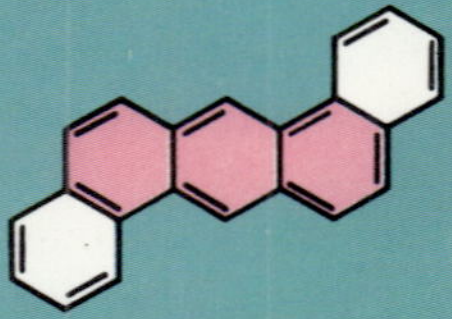

1,2 : 5,6-dibenzanthrène

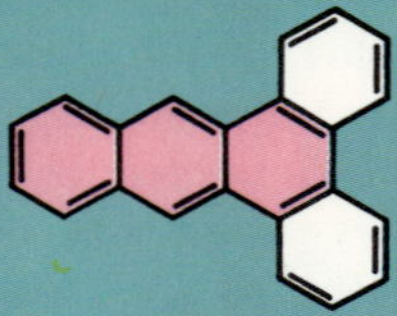

1,2 : 3,4-dibenzanthrène

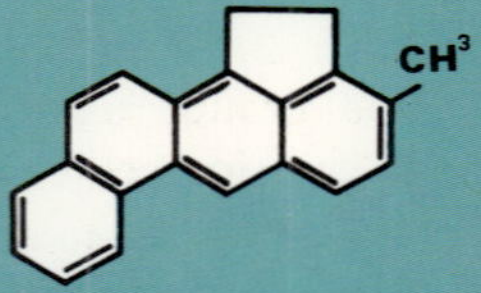

3-méthylcholanthrène

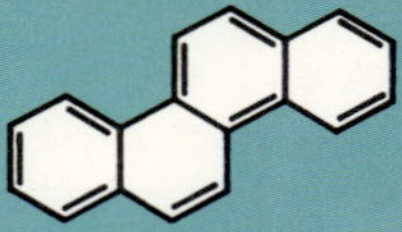

chrysène

carcinogènes forts et modérés	carcinogènes faibles et inactifs

hydrocarbures polycycliques

On est ainsi arrivé à la conclusion que le cancer est le résultat d'un double mécanisme d'induction et de déclenchement (modèle biphasique). On a pu ainsi réconcilier la théorie de la mutation somatique, phénomène instantané et irréversible (seule l'induction serait une mutation), avec la période de latence que l'on observe toujours au cours de la lente évolution du processus de cancérisation.

Comme tout ce qui vit, la tumeur est un phénomène évolutif. Elle peut subir une transformation, surtout quand elle diffère de plus en plus du tissu normal. Il y a alors *progression.* L'inverse peut aussi se produire, lorsque le cancer régresse spontanément ; cette possibilité qui intervient rarement est cependant très intéressante du point de vue biologique.

Agents biologiques

Le modèle biphasique de la carcinogénèse et de la séparation entre les cancérigènes inducteurs et promoteurs est peut-être une généralisation excessive, mais elle est utile à l'analyse expérimentale ainsi qu'à la pratique clinique, car il est bien souvent difficile d'arrêter l'induction si l'on ne prévient et n'élimine pas les facteurs déclencheurs.

Ce modèle intéresse le type de cancérisation exposé plus haut, c'est-à-dire celui qui affecte l'épiderme de certains animaux. Mais l'interprétation d'autres cancers et agents se révèle plus complexe et certainement polyphasique.

Il convient d'introduire un modèle plus général de la cancérisation qui rende compte des nouveaux éléments cancérigènes, tels que le virus, et l'on doit considérer également le rôle joué par l'organisme cancérisé.

Les virus

Les virus sont à l'origine de nombreuses maladies infectieuses et hautement contagieuses.

Ce sont nécessairement des parasites, car ils ne peuvent se reproduire eux-mêmes, mais ils pénètrent dans les cellules et utilisent leurs ressources chimiques. Dans certaines infections virales, la cellule meurt et, en éclatant, elle laisse sortir une multitude de virus qui s'introduisent dans de nouvelles cellules. Dans d'autres cas (qui dépendent du type de virus et des cellules parasitées), l'action est violente ; la cellule ne meurt pas, elle est modifiée et le virus ne prolifère pas ; il s'incorpore, semble-t-il, aux acides* nucléiques de la cellule et se multiplie avec eux ; la cellule transformée subit des changements chimiques qui sont déterminés et instaurés par la présence du virus : la chimie des membranes (antigènes) est tout autant altérée que l'aptitude à la division cellulaire, la transforma-

L'infection virale débute lorsque l'ADN d'un virus pénètre dans une bactérie (1). L'ADN de la bactérie est attaqué par l'ADN du virus (2), tandis que la synthèse des protéines virales (3) et leur fusion avec le virus (4) se poursuivent. Le processus s'achève au moment où la cellule éclate et libère les particules (5).

tion s'établit et se transmet à la descendance de la cellule.

On a démontré, il y a longtemps, que les virus étaient la cause de certaines tumeurs apparaissant chez des animaux inférieurs et de quelques tumeurs humaines bénignes.

Pour étudier toutes ces « maladies », on recourait à une technique qui consistait à inoculer aux animaux des émulsions tumorales, préalablement filtrées, et à attendre l'apparition des tumeurs. Cette technique n'était guère efficace, peu certaine et inapplicable à l'homme.

Actuellement, on dispose en virologie de techniques plus précises qui permettent de discerner l'influence des virus dans le cancer.

On travaille — essentiellement — avec des cultures de tissus auxquels les virus sont inoculés directement et sur lesquels on observe leur effet très rapidement.

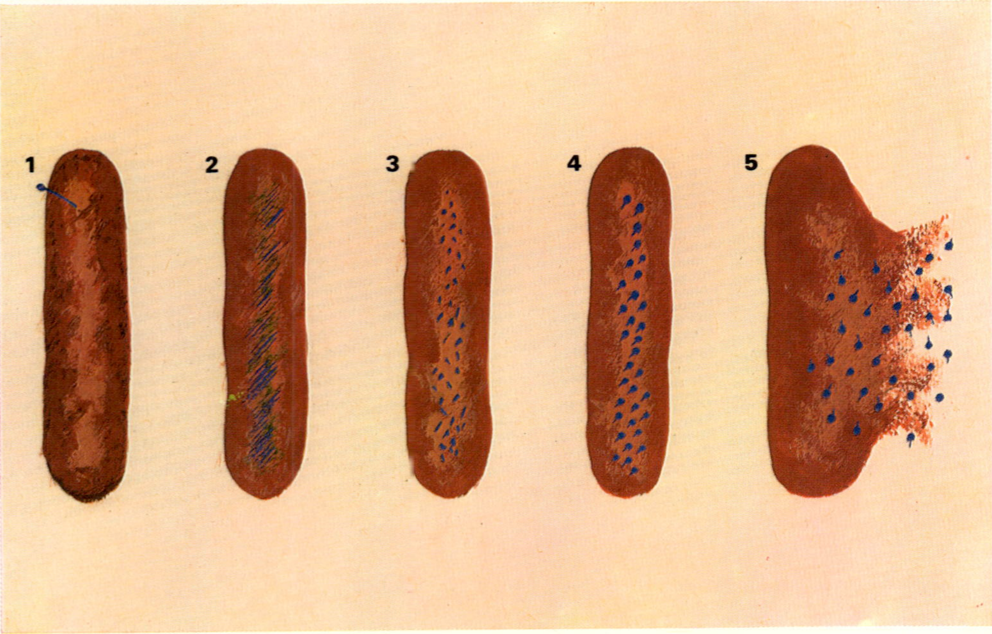

Coupe histologique d'une tumeur vue au microscope, où l'on peut observer les cellules cancéreuses, l'une d'entre elles, la plus obscure, étant en phase de division atypique.

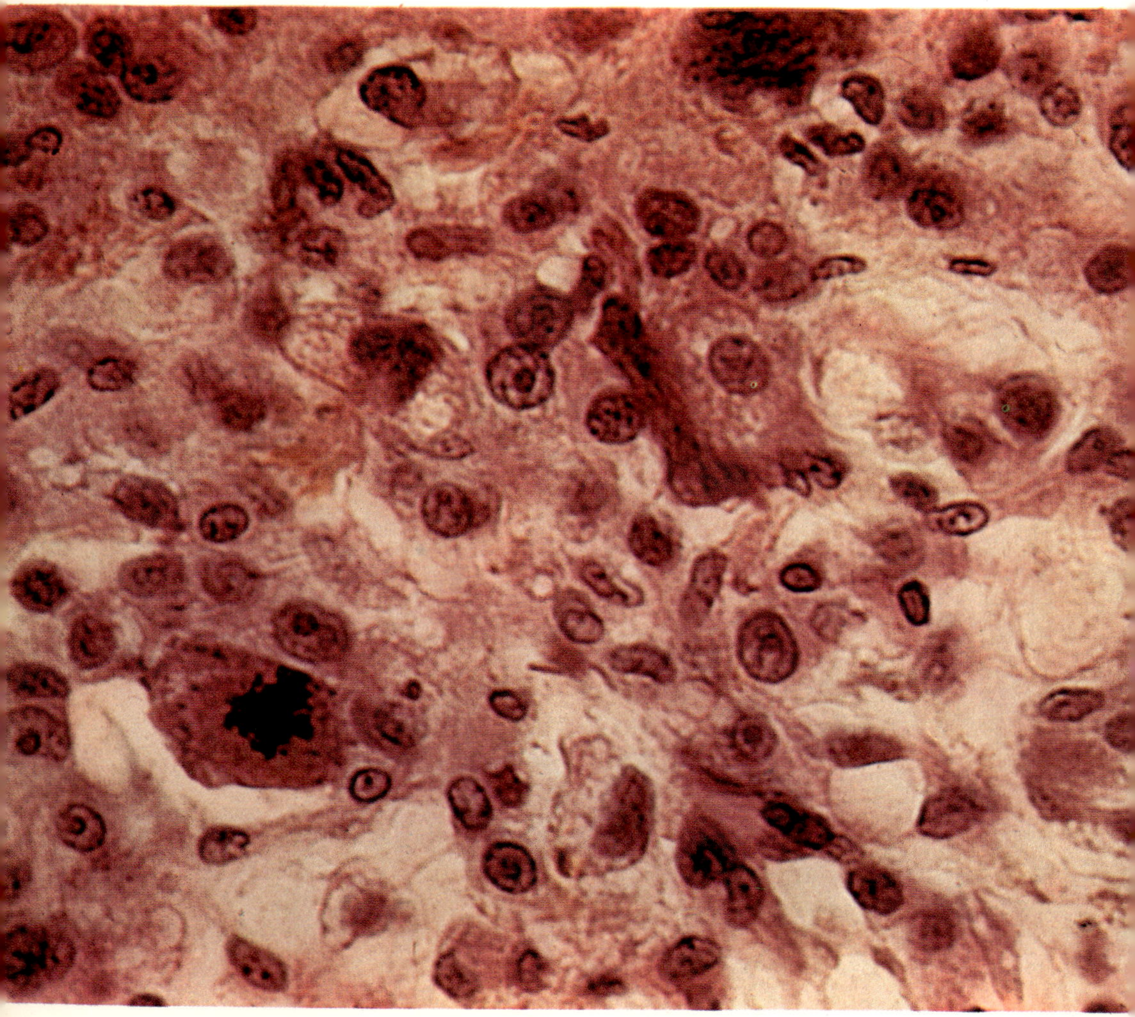

Quelques virus se multiplient très vite et provoquent la destruction des cellules. D'autres transforment les cellules, qui grossissent exagérément et de manière anarchique, survivent de façon presque illimitée et présentent des anomalies de la forme des composants cellulaires au niveau de la membrane et du noyau. Ces cellules cultivées produisent des tumeurs quand on les inocule à des animaux d'expérimentation.

La capacité transformatrice des virus n'est pas toujours identique et les cellules ne sont pas également réceptives (cela dépend de leur structure et de leur physiologie) ; c'est ce qui explique qu'un virus puisse entrer dans une cellule et ne pas la transformer forcément. Les acides nucléiques constituant le virus peuvent être intégrés et tolérés par les cellules normales et la modification n'intervient que lorsque ces acides sont activés par des agents cancérigènes. Finalement, toutes les cellules transformées par des virus n'engendrent pas systématiquement des tumeurs, car la chimie de la membrane met en marche le système de contrôle* immunitaire de l'organisme.

Les virus sont classés en fonction de leur acide nucléique qui sera désoxyribonucléique (ADN) ou bien ribonucléique (ARN). Les virus ARN produisent des tumeurs chez les animaux où le virus se reproduit et quitte les cellules sans occasionner de lésion. On pense que ces virus sont peut-être responsables des leucémies humaines dans lesquelles les cellules du sang se multiplient de façon extraordinaire.

Les virus ADN détruisent les cellules parasitées en se reproduisant. Il existe trois sortes de virus ADN donnant naissance à des tumeurs : l'herpès, les adénovirus et les papovavirus qui sont à l'origine de plusieurs tumeurs et même des verrues humaines. Un certain type d'herpès provoque une tumeur maligne dans le système lymphatique des poules et entraîne la mort par paralysie ; on le combat actuellement grâce à un vaccin très efficace. On rencontre ce même virus dans une tumeur humaine (le lymphone des enfants africains qui se transmet comme une maladie infectieuse). Il est encore responsable de la mononucléose infectieuse, qui ressemble à la leucémie, mais guérit spontanément.

Enfin, il est probable que les virus sont à l'origine de certaines formes de cancer humain. S'il en était ainsi, on devrait trouver un vaccin comme on l'a fait pour la paralysie infantile. Mais on ne doit pas écarter l'hypothèse que le virus se conduise dans la tumeur comme un parasite et qu'il ne soit pas la cause de son développement.

Le cancer en tant qu'altération du contrôle de l'organisme

Les cellules ne sont ni anarchiques ni totalement autonomes lorsqu'elles s'intègrent à un organisme supérieur. Les diverses espèces d'organismes sont sous la dépendance de systèmes efficaces de communication et de contrôle, d'échange d'information entre leurs cellules et le milieu externe.

La communication intercellulaire s'effectue grâce à trois types d'information qui remplissent des fonctions différentes dans le temps : l'information génétique*, l'information métabolique* et l'information nerveuse.

L'information génétique (qui s'étend sur des périodes assez longues, comparables à la durée de la vie des cellules de l'organisme) est contenue dans les acides nucléiques et elle se conduit comme un patron auquel obéissent les cellules en se reproduisant, de sorte que les nouvelles cellules conservent les mêmes caractéristiques que les précédentes. Ce patron dirige la structure chimique des milliers de protéines spécifiques à toutes les cellules et à chacune d'entre elles, de même qu'il surveille la survivance et la permanence de chaque espèce cellulaire.

Il existe une *communication génétique verticale* pendant laquelle l'acide nucléique se multiplie et le matériel héréditaire est réparti de façon égale entre deux cellules filles. Par l'hérédité verticale, tous les membres descendent d'une seule cellule primitive et les variations se produisent lentement, après de nombreuses mutations ou des changements dans la structure chimique des gènes.

A côté de cette communication verticale, la *communication génétique horizontale* suppose des transformations plus importantes que la mutation d'un seul gène ; il s'agit de mécanismes entraînant le développement accéléré d'une grande variété génétique, par la combinaison des mutations provenant de circuits cellulaires distincts. Certaines cellules captent ainsi et incorporent à leur code des molécules nucléiques libérées par une autre cellule (transformation génétique), des cellules s'accouplent également et il y a transfert de fragments chromosomiques*.

Il faut tenir compte enfin de la *communication sexuelle*, qui est la plus complète et la plus active, car chaque cellule hérite de la moitié des gènes de chacune des cellules génitrices.

L'information génétique maintient la prolifération cellulaire à l'intérieur d'un cadre morphologique constant en vue d'assurer les fonctions indispensables à la conservation des formes de vie. Dans toute communication, cependant, il peut

Chromosomes géants de Chironomus.
Les chromosomes jouent un rôle prépondérant dans l'information génétique.

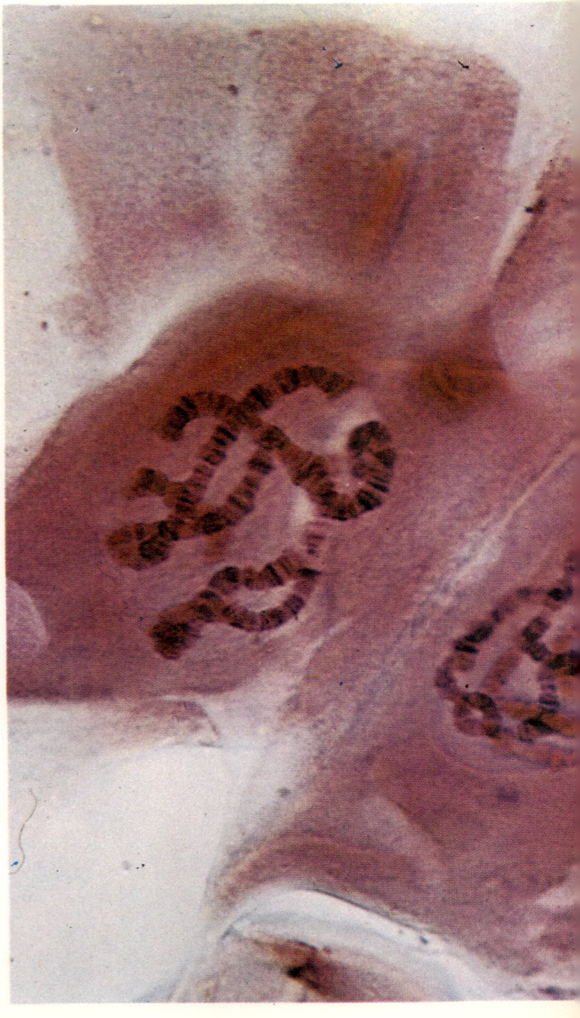

se glisser une erreur, ou bien une variation qui donne lieu à des anomalies, comme la carcinogénèse qui est la conséquence d'une modification génétique. Il en va de même dans les tumeurs héréditaires, dans le radiocancer* qui naît sans doute de la pénétration intercellulaire de fragments d'acides nucléiques des cellules déjà détruites par les radiations, et enfin dans la transmission verticale ou horizontale par un virus.

Or, pour la constitution, le développement et la survivance active d'un organisme supérieur, il ne suffit pas que de nombreuses cellules semblables soient reliées entre elles par le système de communication génétique. Les organismes supérieurs exigent une coordination constante et périodique des activités des divers types de cellules spécialisées au profit de la totalité.

Pour cette régulation, il existe une certaine espèce de molécules ou de messages chimiques qui circulent rapidement dans le sang et se diffusent dans tous les tissus. Ce sont les *hormones*, produites par une série de glandes à sécrétion interne qui fonctionnent de façon coordonnée et hiérarchisée.

Leurs messages, largement répandus, ne sont captés et observés que par des cellules spécialisées qui modifient leur métabolisme et leur différenciation, en interpré-

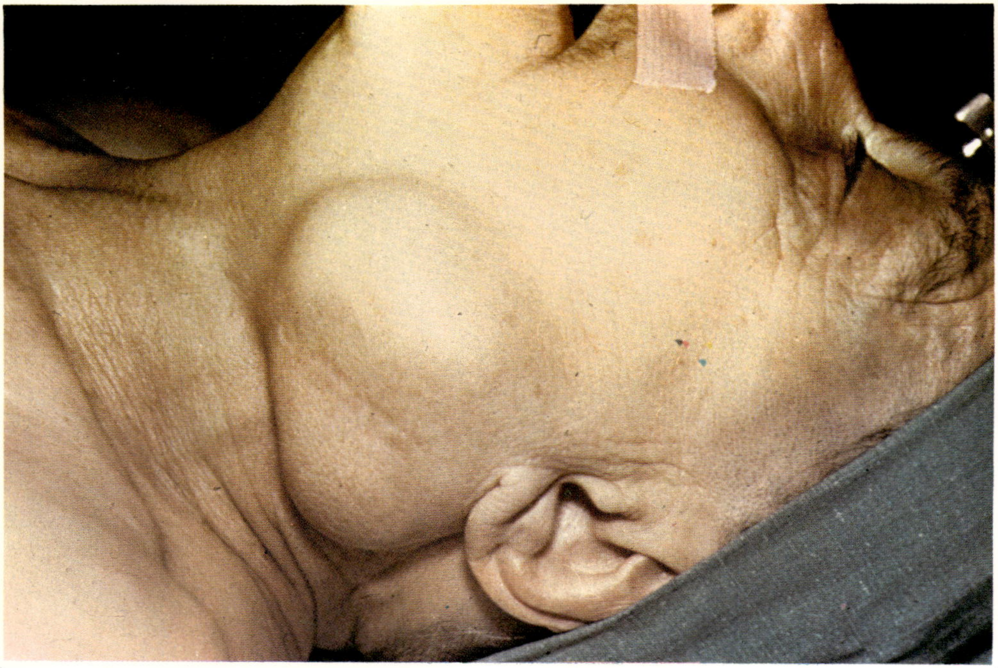

tant les informations génétiques. Par exemple, les hormones sexuelles féminines contrôlent la menstruation et le développement des glandes mammaires au moment de la puberté et de la grossesse.

Les perturbations de ce mécanisme régulateur peuvent, elles aussi, donner lieu à des tumeurs. En outre, les hormones influent parfois sur les tumeurs, et certaines tumeurs peuvent produire des hormones. Une tumeur n'est pas un simple agrégat de cellules, mais une structure qui garde des relations avec la forme et la fonction propres au tissu cancérisé. Bien des tumeurs se comportent comme des organes amoindris, mais elles maintiennent les sécrétions. Les tumeurs ne sont souvent pas préjudiciables à cause de leur volume ou des complications mécaniques qu'elles engendrent ; en revanche, elles le sont par la quantité ou la qualité de leurs sécrétions.

Les cellules transformées consomment une énergie excessive au cours de leur prolifération et elles ne remplissent plus les fonctions qui leur sont imparties. C'est ce qui explique que la cellule tumorale puisse s'imposer, déplacer et détruire les cellules saines, si l'on suppose que les mécanismes énergétiques de cette cellule sont déficients, défectueux ou primitifs.

La technique de culture de cellules *in vitro* nous a beaucoup appris sur les fonctions cellulaires primaires, telles que l'intégration du matériel inorganique, la croissance et la synthèse des matériaux pour la

Tumeur de la glande parotide qui se révèle mixte à l'examen microscopique.

division. A l'heure actuelle, on est en train de perfectionner la culture des cellules de tissus et d'organes pour analyser leurs fonctions spécifiques les plus élevées et pour comprendre les rapports et les échanges entre les cellules des organismes supérieurs. Toutes ces techniques et ces données sont fondamentales pour la connaissance de la carcinogénèse.

L'hypothèse selon laquelle une mutation somatique donnerait lieu à une prolifération cellulaire autonome constitue le modèle de l'induction cancérigène. L'exemple le plus manifeste est celui de la cancérisation de la peau par les hydrocarbures, les radiations ultraviolettes et les rayons X.

Cependant, une cellule induite ou transformée, plus ou moins autonome, n'est pas encore une tumeur. Il faut un deuxième type de stimulus et d'agent capable de promouvoir et de maintenir la multiplication de l'espèce cellulaire en question.

La promotion de la carcinogénèse dépend de la persistance des stimuli durant des périodes plus ou moins longues.

Ce phénomène n'a été clairement identifié que dans une série de tumeurs affectant les tissus et les organes qui, normalement, sont réglés par les hormones (glandes mammaires, prostate, endomètre, etc.). On dit des tumeurs de ces tissus qu'elles sont *hormono-dépendantes*, bien que le phénomène de l'hormono-dépendance ne soit pas définitif, puisqu'une tumeur initialement dépendante peut devenir autonome au cours de son évolution.

Le fonctionnement des organismes requiert, outre le contrôle génétique et hormonal, deux grands systèmes d'intégration : le système nerveux et le système* immunitaire.

Le *système nerveux* est composé d'un type spécial de cellules (neurones) dotées de longs prolongements formant un réseau étendu de canaux où circulent constamment des signaux électriques, beaucoup plus rapides que les messages transmis par le sang. Leur durée d'action est brève et satisfait aux exigences de réaction et d'adaptation aux stimuli changeants de l'environnement. On n'a pas encore expliqué la fonction du système nerveux dans la carcinogénèse ni dans le maintien de la tumeur, bien que le cancer clinique présente fréquemment des phénomènes neurologiques*.

En revanche, le *système immunitaire* est largement étudié en cancérologie. Il est essentiellement constitué par des cellules appelées « lymphocytes » et par une extrême variété de molécules, appelées anticorps, qui sont sécrétées par un certain type de lymphocytes. Elles ont pour mis-

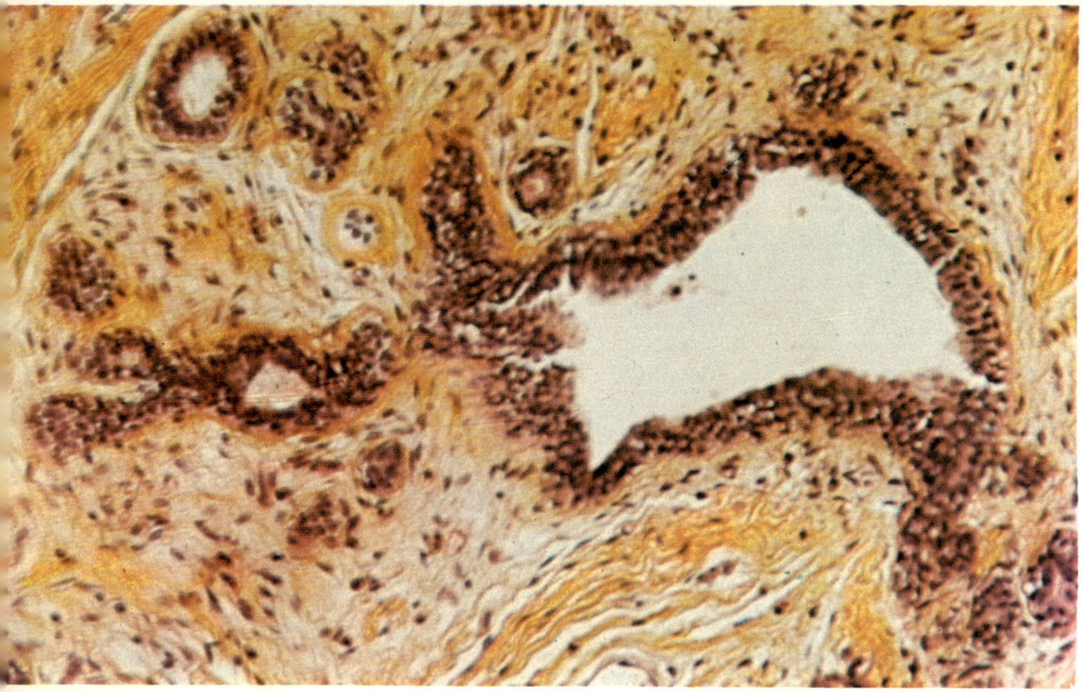

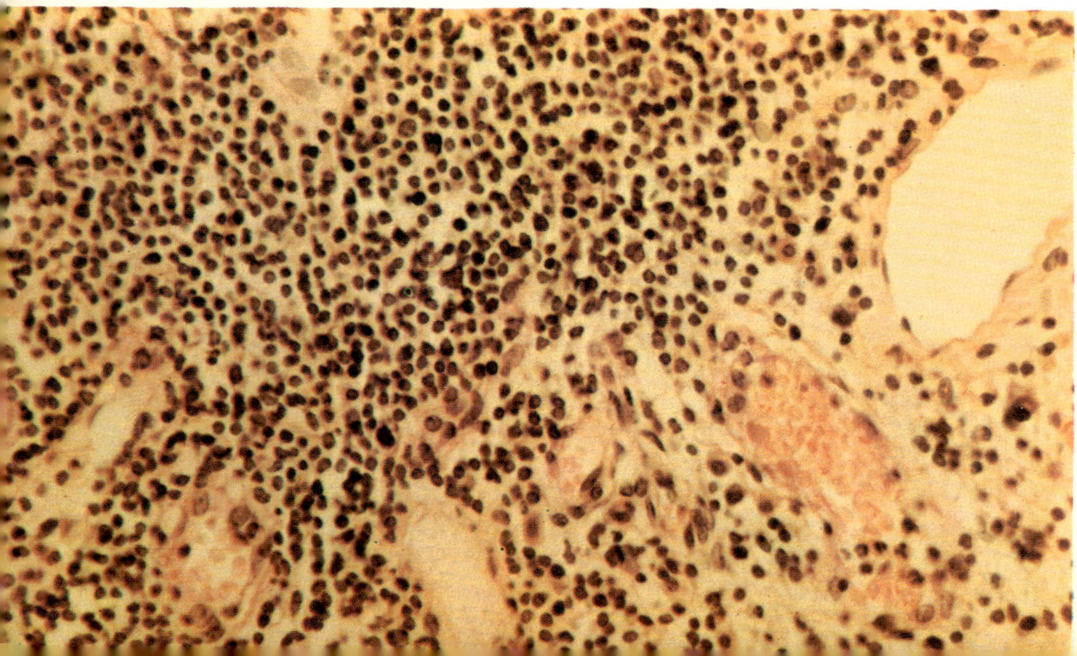

En haut, sein normal ;
en bas, réaction inflammatoire par lymphocytes à la périphérie d'un carcinome.
Observer les vaisseaux sanguins pleins d'hématies ainsi que les deux vaisseaux lymphatiques dilatés qui semblent vides.

Ci-dessous, à gauche, neurones de la base du cerveau colorés par la méthode Cajal.
A droite, faisceaux de fibres nerveuses dans un gros nerf périphérique.

sion de circuler dans le corps et de préserver son identité en décelant toutes les cellules et molécules douteuses qui sont détruites par des mécanismes appropriés. Ils se répandent depuis le sang jusqu'aux fluides dans lesquels baignent les cellules des tissus. Ce système fluide est comme une mer intérieure à travers laquelle les substances nutritives parviennent aux cellules et dans lesquelles celles-ci versent leurs produits spécifiques et leurs déchets. Leur composition demeure stable dans les conditions normales. Dans les grands organismes supérieurs, la circulation du sang a besoin d'un système à haute pression, qui provoque une importante circulation de fluides. Chez les vertébrés supérieurs, il s'est développé un second système circulatoire (système lymphatique) pour le drainage ; toutes les molécules de protéines, de lipides, d'hormones et d'enzymes ; les anticorps, les cellules lymphatiques et les cellules cancéreuses utilisent ce système circulatoire pour retourner

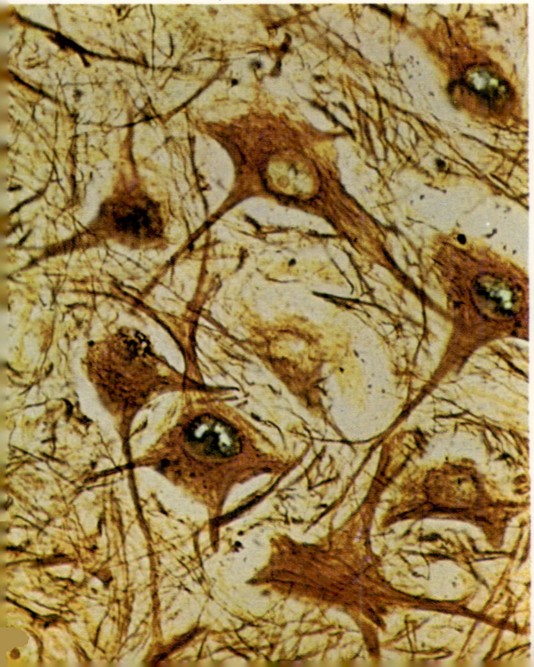

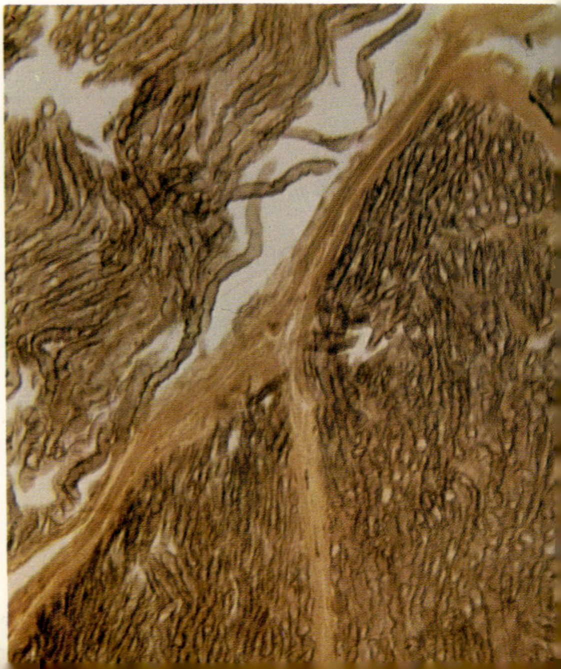

Frottis de la moelle osseuse d'un patient leucémique ; on peut observer une grande quantité de leucocytes. Cette maladie est appelée leucose lymphoïde.

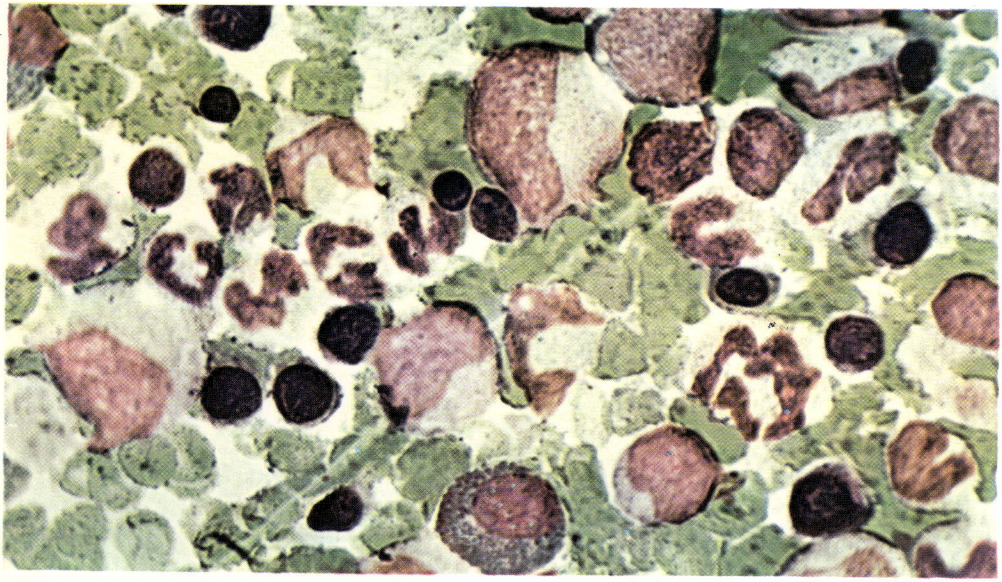

au sang. En cas de maladie, ce système est profondément altéré, notamment dans le cancer humain.

La circulation lymphatique est indispensable aux cellules lymphatiques (lymphocytes) qui s'établissent, prolifèrent et grossissent dans ses ganglions.

La plupart des lymphocytes sont de petites cellules sphéroïdales. Seul un faible pourcentage, après un processus actif de prolifération et de différenciation, forme une famille capable de produire des anticorps pour répondre à un stimulus ou à une activité antigénique ; les anticorps de chaque famille de lymphocytes leur sont exclusifs et ils se conduisent comme des récepteurs spécifiques face aux antigènes qui atteignent leur membrane.

Certains lymphocytes stimulés retournent à l'état de repos et constituent, en quelque sorte, la mémoire du système, car ils sont prêts à réagir immédiatement à un nouveau contact avec le même antigène.

Les lymphocytes mobiles naissent dans la moelle osseuse. La moitié (les cellules T) est passée par le thymus, en direction des tissus. L'autre moitié ne prend pas le même chemin (les cellules B) et c'est elle qui fournit les anticorps. En échange les cellules T sont aptes à détruire d'autres cellules (cancéreuses, par exemple, ainsi que celles des tissus transplantés) et à interférer ou collaborer avec les cellules B.

Les cellules tumorales présentent des antigènes dans leur membrane, à savoir des disparités par rapport aux cellules normales de l'organisme ; c'est pourquoi elles sont jugées étrangères et provoquent une défense immunitaire.

On considère que l'immunité tumorale s'est développée chez les organismes supérieurs pour éliminer les cellules tumorales qui peuvent se former continuellement. C'est un système de surveillance qui, habituellement, ne doit faire front qu'à des cellules isolées.

Caractéristiques des tumeurs

Composition et structure

L'anatomie* pathologique des tumeurs et celle des tumeurs expérimentales provoquées chez les animaux de laboratoire permettent de comprendre les caractéristiques morphologiques des tumeurs qui reflètent leur nature biologique.

Les tumeurs se composent de parenchyme et de stroma. Le *parenchyme* est le tissu proprement tumoral et il garde plus ou moins les caractères du tissu sur lequel s'est implantée la tumeur. Le type de différenciation de la tumeur se transmet de façon stable à toutes les cellules, bien qu'il puisse se transformer sous l'influence des stimulations fonctionnelles (comme les hormones) ou bien progresser.

Dans les tumeurs, la structure spécialisée des fonctions biologiques du tissu originel se perd, mais la relation entre la différenciation et la malignité n'est pas évidente. Il peut y avoir des tumeurs extrêmement malignes dues à un excès de différenciation.

La majorité des tumeurs n'ont qu'un seul composant, qui peut être très complexe. Néanmoins, deux tissus très proches et liés au même organe peuvent devenir tumoraux simultanément et donner lieu aux tumeurs dites mixtes (fibro-adénomes) et aux tératomes.

Le *stroma* est le lit dans lequel se développe la tumeur et où se manifeste l'interaction avec l'organisme d'accueil. En transplantant une tumeur d'un animal sur un autre, le parenchyme subsiste, alors que le stroma est remplacé par les vaisseaux et les tissus de l'organisme d'accueil qui évoluent en fonction du type de tumeur et constituent la *réaction spécifique* du stroma.

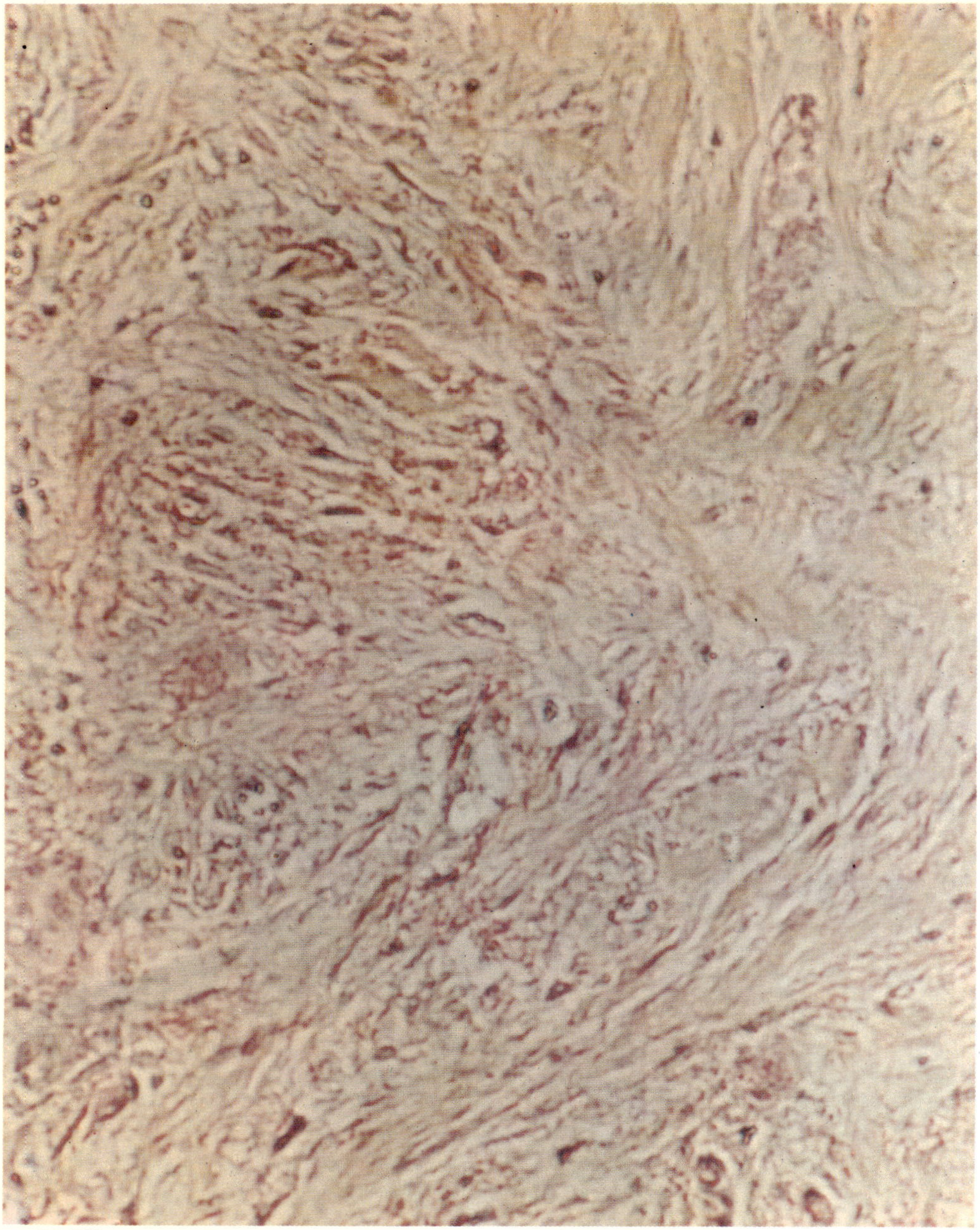

Fibrome de structure bénigne.

Cette réaction consiste en une double prolifération de fibres et de vaisseaux qui doivent s'équilibrer pour que la tumeur soit implantée et irriguée de façon efficace. La tumeur stimule, semble-t-il, la croissance du tissu normal voisin.

Lorsque le parenchyme correspond à un tissu épithélial*, la tumeur est appelée *épithélioma* ou *carcinome*. La tumeur maligne des tissus conjonctifs* prend le nom de *sarcome*. Tous ces termes sont précisés en fonction de l'organe ou du tissu affecté.

Comme nous l'avons déjà dit, les tumeurs ne sont pas des agglomérats cellulaires, mais présentent des structures fondamentalement organoïdes, c'est-à-dire qu'elles constituent des sortes d'organes incomplets. Ainsi, le cancer du gros intestin forme des glandes et celui du sein se développe comme les branches d'un arbre, bien que la structure de base soit obscurcie par des distorsions mécaniques et des conflits locaux, ce qui ne gêne pas sa puissance destructrice.

Croissance tumorale

On a identifié le cancer à un processus de prolifération cellulaire. Cela est tellement vrai que la maladie se décèle grâce à la tumeur et une vraie tumeur ne peut se produire que s'il y a une multiplication excessive des cellules du tissu. Il est cependant nécessaire d'apporter plusieurs précisions pour mieux saisir le phénomène du cancer.

Il convient de faire une distinction entre la *croissance* et la *prolifération* d'une cellule. La croissance normale est toujours un équilibre entre une assimilation du matériel nutritif et un taux de perte ou de destruction qui s'accompagnent d'une consommation active et d'une production d'énergie. Les cellules tumorales ne croissent, généralement, pas plus que les cellules normales et ne deviennent pas gigantesques. Ce qui augmente, c'est la prolifération.

En ce qui concerne l'organisme dans son ensemble, la croissance est maintenue dans des limites déterminées et les divers tissus contribuent différemment à la conservation du statut de l'organisme adulte.

Les tissus aptes à proliférer sont formés d'une couche génératrice dont les cellules se multiplient. L'une des cellules filles reste dans la couche et se divise au bout d'un certain temps. L'autre s'individualise peu à peu jusqu'au moment où elle perd sa capacité de division. Ces cellules, déjà hautement spécialisées et qui ne se divisent pas, ne forment pas de tumeurs, ni spontanément ni expérimentalement.

Toutefois, beaucoup de cellules spécialisées du corps adulte peuvent récupérer leur capacité de prolifération dans des

Croissance normale de cellules dans un tissu et croissance atypique de cellules tumorales.

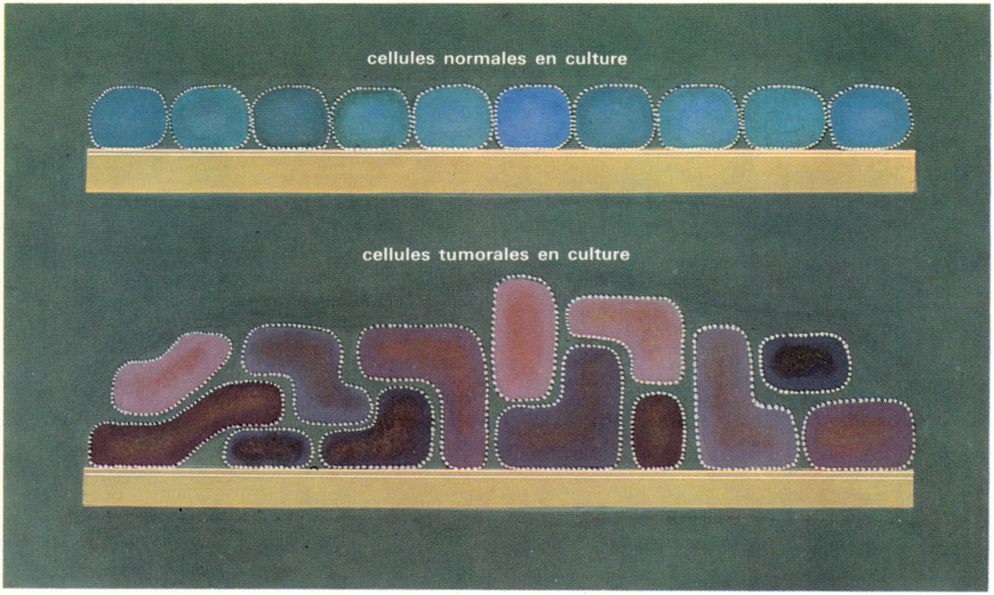

conditions anormales et former également des tumeurs. Cependant, l'accroissement du nombre des cellules n'est pas nécessairement le premier phénomène intervenant dans la transformation d'une cellule normale en cellule tumorale. L'induction tumorale se produit indépendamment de la division. Le nombre de cellules d'une tumeur entreprenant leur division n'est pas non plus très élevé et il y a de petits groupes de cellules transformées de manière typique et qui ne se multiplient pas. En revanche, la seconde phase de la cancérisation ou promotion tumorale ne peut avoir lieu sans une multiplication cellulaire considérable.

De ce fait, les tumeurs grossissent lentement, selon les obstacles rencontrés dans l'environnement et aux dépens d'une seule partie des cellules. La différence essentielle réside en ce qu'un tissu normal s'adapte et se plie aux nécessités de l'organisme, alors que la croissance tumorale ne se conforme pas, mais s'impose à l'organisme, même si

L'invasion des cellules par le virus peut aboutir à deux résultats différents. Le premier est « l'infection productive » (à gauche), où les particules virales (en rouge) mettent en marche le mécanisme producteur de nouvelles cellules virales auxquelles s'ajoutent des couches de protéines. Les cellules éventuellement détruites libèrent les particules. Second résultat : la transformation (à droite), où le virus altère la cellule, qui se reproduit sans arrêt et ne réagit plus aux cellules voisines. On ne peut pas trouver de particules virales dans les cellules transformées. La coloration de ces cellules indique la présence de nouvelles fonctions induites par les gènes des virus.

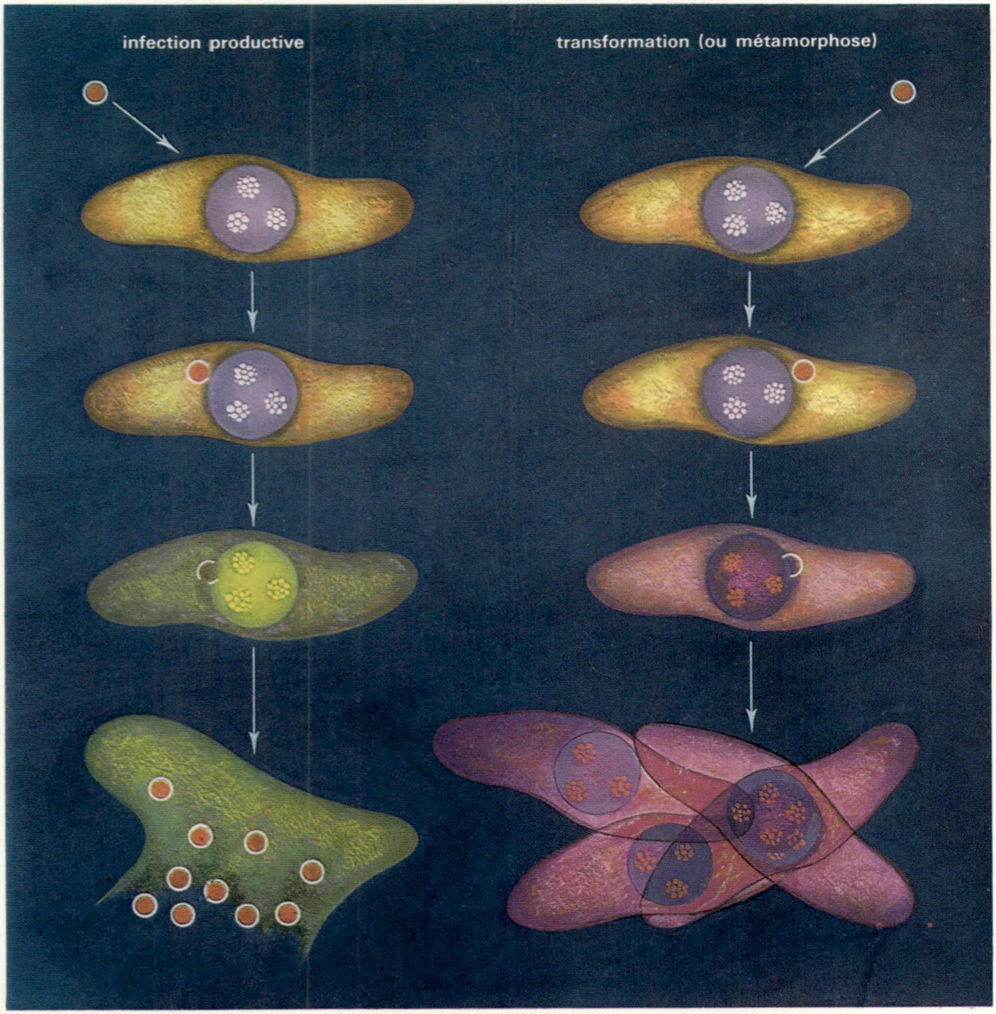

celui-ci exerce des pressions locales et générales sur la tumeur, en agissant sur la fraction cellulaire grandissante ou sur la fraction cellulaire en train de mourir.

Compte tenu de toutes ces réserves, les tumeurs croissent de façon autonome, atypique ; elles n'ont pas de limites et se manifestent partout.

On pense depuis très longtemps que les tumeurs se développent indépendamment des facteurs réglant les tissus normaux de l'organisme et qu'elles demeurent même si la cause qui les a produites a disparu. De même, les tumeurs signifient une perte de la forme typique du tissu originel et ses cellules présentent des anomalies structurales à un degré très variable, ce qui permet de distinguer localement une tumeur bénigne d'une tumeur maligne. L'autonomie et l'irrégularité de la structure, ces deux propriétés des cellules tumorales, sont comprises sous le terme d'*anaplasie cellulaire*.

Il est aussi caractéristique que la plupart des tumeurs grossissent de façon ininterrompue et illimitée, sans le moindre profit pour l'organisme qu'elles finissent par détruire.

Finalement, on souligne toujours la capacité qu'a la tumeur de s'étendre partout et d'affecter pratiquement tous les tissus.

Lorsque les cellules se multiplient constamment, l'augmentation en volume est exponentielle. De nombreuses mesures ont été pratiquées et l'on a constaté que la courbe de croissance suivait, pendant un certain temps, un rythme exponentiel, jusqu'à ce que la tumeur eût atteint un certain volume qui, dès lors, n'augmentait pratiquement plus.

Les tumeurs expérimentales croissent rapidement et doublent de volume en quelques jours. La croissance des cellules normales de mammifère dans les cultures de tissus est également spectaculaire ; elles se multiplient alors en quelques heures si les conditions de nutrition et d'oxygénation sont optimales. Cependant, ces faits expérimentaux ne sont pas applicables à la clinique humaine. Dans ce domaine, en

> *Ce qui caractérise le plus les vraies tumeurs, ce qui les différencie de toute autre maladie connue, infectieuse ou inflammatoire, c'est que, dans le processus de type tumoral, tous les tissus et cellules de l'organisme, sans exception, peuvent participer activement.*
>
> N. N. Petrov

Villosités de la muqueuse d'un côlon normal.

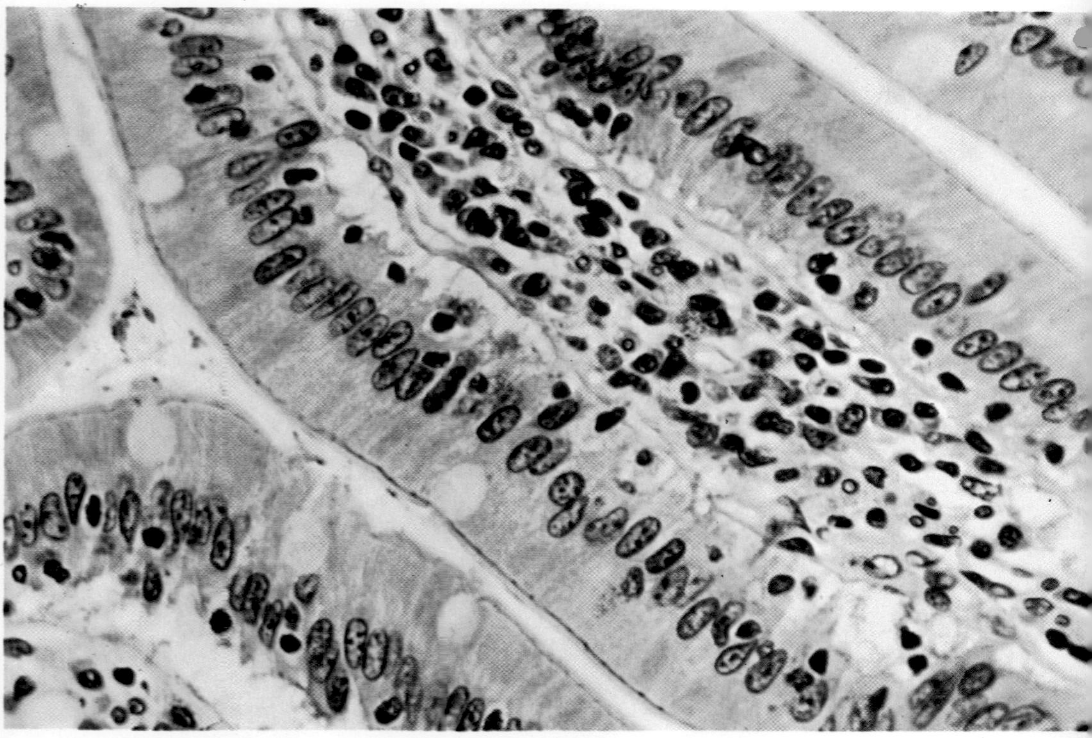

effet, l'accroissement des tumeurs est extrêmement variable et l'on peut distinguer trois groupes de croissance.

Dans le premier groupe se trouvent les tumeurs peu différenciées ayant une grande tendance à se disséminer par voie sanguine et à croître très vite, en entraînant la mort de l'organisme. Les tumeurs hautement différenciées sont classées dans le second groupe ; elles se propagent rarement malgré la longue durée de la maladie et elles croissent lentement. Le groupe intermédiaire est réservé aux tumeurs qui grandissent modérément et demeurent une maladie locale pendant de très longues périodes.

Adénocarcinome de côlon infiltrant la sous-muqueuse.
Observer à gauche la muqueuse normale.

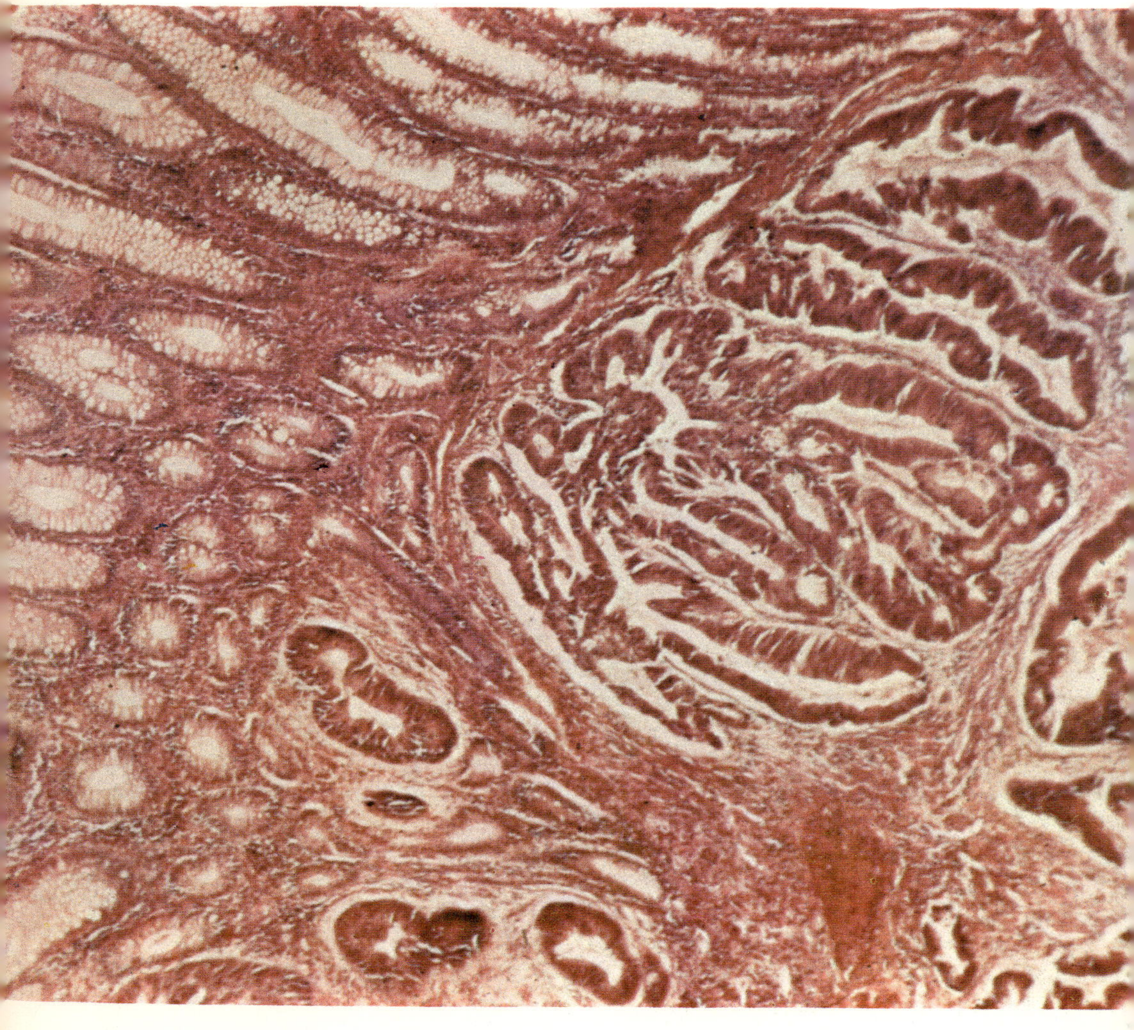

Le pronostic est imprécis en clinique humaine, car il est très difficile d'effectuer des mesures exactes, du moment que l'on ne dispose que de faits réduits et fragmentaires.

On a observé la croissance de cancers du côlon et du rectum ainsi que celle de certaines tumeurs bronchiques pendant un laps de temps déterminé. Ce sont les cas très rares de tumeurs rondes nettement isolées dans le poumon et observables à la radiographie qui constituent le meilleur test clinique.

Dans l'ensemble, toutes les tumeurs humaines semblent croître à un rythme constant, bien que le temps mis à doubler de volume varie en fonction du type de tumeur et du malade. C'est ainsi qu'on ne rencontre pas de tumeurs à évolution lente pendant la période de l'enfance. Chez les adultes on est en présence de tumeurs aussi bien lentes que rapides.

En résumé, la croissance excessive est l'une des caractéristiques des tumeurs : elle résulte de l'équilibre dynamique entre la prolifération et la déperdition cellulaires ; cet équilibre n'atteint jamais des rythmes extraordinaires ; au contraire, il est parfois inférieur au rythme de renouvellement des tissus normaux.

En général, les tumeurs malignes n'évoluent pas plus rapidement que les tumeurs bénignes (il n'existe pas pour autant de relation simple entre la croissance et la malignité).

Autonomie cellulaire
Phénomène de progression

Les premières expériences d'inoculation de fragments de tumeurs à des animaux ont révélé qu'il était plus facile et plus fréquent de faire accepter une greffe de tissu malin que celle d'un tissu normal. On l'a observé avant de connaître les problèmes biologiques posés par les greffes et cette constatation a renforcé l'idée que la cellule tumorale était typiquement autonome à l'égard de l'organisme. En outre, les tumeurs déjà implantées peuvent accepter leurs anomalies, augmenter leur rapidité de croissance et leur absence de coordination avec l'organisme.

Il est important d'indiquer que la progression tumorale affecte seulement l'une des formes cellulaires des tumeurs et, d'autre part, l'une des propriétés caractérisant le cancer : soit l'augmentation du rythme de croissance, l'altération de la membrane cellulaire avec perte de l'adhésivité de la cellule, soit la fonction du tissu. Ainsi, une tumeur se divisant très vite peut avoir des cellules peu migratrices, alors qu'une autre sécrétera activement et de manière autonome, sans rapport avec les besoins de l'organisme ; elle n'aura cependant pas de

Les techniques de laboratoire ont démontré que, dans l'inoculation de fragments de tumeurs animales, l'adaptation des greffes malignes était plus facile que celle d'un tissu normal.

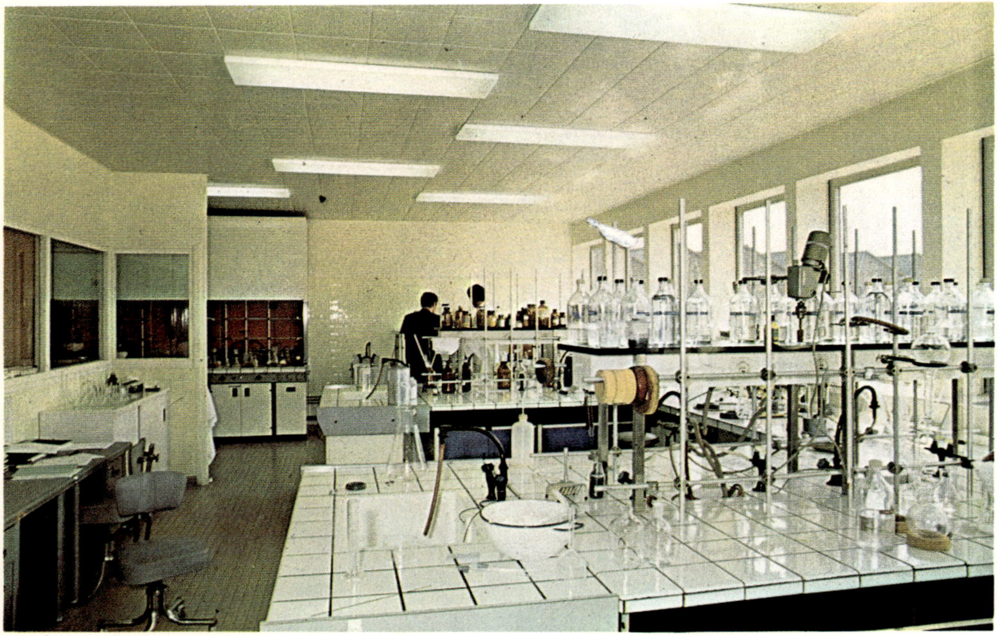

grande capacité de division et de migration.

Théoriquement, l'autonomie totale et les dernières phases du cancer doivent donner lieu à des cellules entièrement autonomes et en pleine prolifération, qui n'ont aucune des caractéristiques du tissu originel. En clinique humaine, on ne parvient généralement pas à ce stade, car l'organisme est déjà mort, mais il est possible d'examiner des cellules de ce type lorsqu'on opère des greffes expérimentales. La tumeur originelle peut se transformer en un véritable peuplement cellulaire homogène et privé de tous les mécanismes habituels agissant sur l'organisme et conditionnant le cancer clinique.

Les métastases

L'autonomie que possède la cellule tumorale l'affranchit des facteurs qui, nor-

Métastase cérébrale d'une tumeur épithéliale maligne.

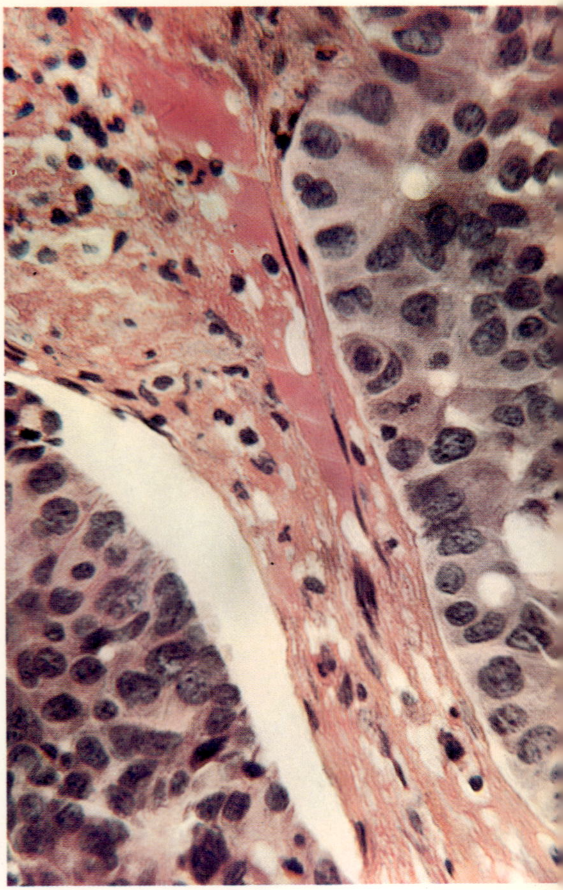

malement, règlent la forme et la fonction du tissu ; d'où l'absence de réponse au contrôle hormonal et la possibilité de transplanter des tumeurs d'un animal d'expérimentation sur un autre ; enfin, cette autonomie met en évidence l'élément fondamental qui caractérise la malignité d'une tumeur : la métastase. Des cellules de la tumeur primitive se détachent et, transportées dans la lymphe et le sang, elles arrivent à un organe éloigné où elles s'établissent et reproduisent la tumeur.

Dans l'ensemble des métastases, on rencontre surtout celles qui affectent les ganglions proches de la tumeur primitive. Les cellules tumorales envahissent tout le ganglion, auquel se substitue un tissu tumoral et, au bout du compte, elles s'infiltrent dans les tissus voisins. La réaction du ganglion à la tumeur est primordiale.

On a analysé toutes les modifications subies par les cellules du ganglion avant l'invasion et, ensuite, on a étudié si le ganglion servait de barrière ou s'il contribuait au moins à la création d'un type de défense.

Dans la pratique, on fait une distinction entre l'affection ganglionnaire et la métastase typique, à distance dans l'espace et le temps.

Ce phénomène est bien moins courant dans le cancer expérimental qu'en clinique humaine et c'est pourquoi nous ne disposons pas encore de modèles adéquats pour le comprendre.

Les conditions d'expérimentation ont peu d'analogies avec le processus spontané ; en effet, l'injection intraveineuse de cellules tumorales, par exemple, se fait brutalement et massivement, sans la difficulté que rencontrent les cellules lorsqu'elles veulent pénétrer à travers les parois des vaisseaux et se répandre dans le courant circulatoire.

L'étude des tumeurs animales et végétales permet d'étendre nos connaissances oncologiques. La photographie montre un python opéré d'un cancer du poumon, au Zoo de Vienne.

Oncologie comparée et épidémiologie humaine

L'apparition de plus en plus fréquente du cancer rend manifeste l'insuffisance de nos connaissances actuelles et, par conséquent, la nécessité de poursuivre nos recherches pour parvenir à maîtriser totalement cette maladie. Les médecins et les chercheurs bénéficient aujourd'hui de l'apport des travaux réalisés à partir des tumeurs animales et végétales et de leur comparaison avec le cancer humain (oncologie* comparée). De plus, l'épidémiolo-

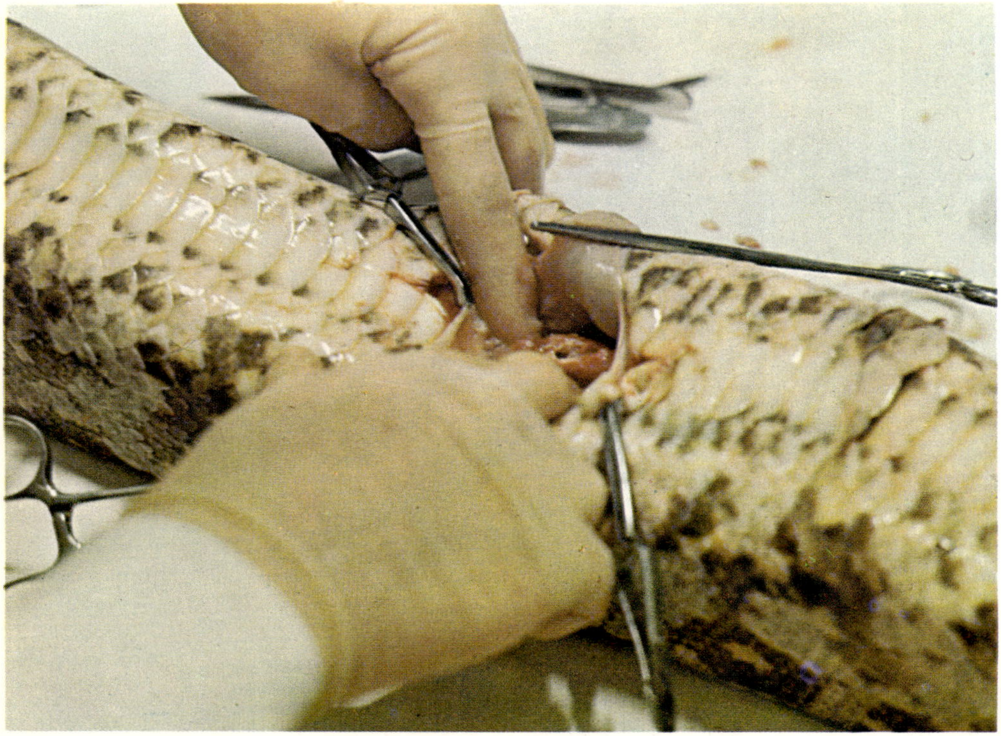

gie* des tumeurs est très riche d'enseignements pratiques. Nous tenons à les traiter simultanément pour bien montrer le caractère universel du cancer et sa relation étroite avec les problèmes fondamentaux de la biologie.

Lorsqu'on effectue une analyse systématique des tumeurs animales et végétales, on obtient une vision cohérente du phénomène de cancérisation. En plus des traditionnels animaux de laboratoire, qui ont tellement apporté à l'oncologie expérimentale (rats, souris, lapins, etc.), on a étudié les tumeurs des animaux domestiques, surtout celles du chien, du cheval, des volailles et des bovidés. Il est tout à fait intéressant de voir les rapports existant entre les formes cliniques des tumeurs et les différents modes de vie de chaque espèce animale, notamment en ce qui concerne leur système de reproduction et de lactation pour interpréter le cancer des mamelles, leur alimentation pour expliquer les tumeurs digestives, etc.

Les tumeurs apparaissent aussi fréquemment dans le règne végétal, mais il convient de les distinguer des excroissances qui poussent sur les plantes pour des raisons diverses (généralement, à cause de parasites). Les cellules des tumeurs végétales sont transportables, autonomes et capables de reproduire la tumeur dans l'organisme transplanté. Les cultures de tissus de tumeurs végétales peuvent continuer leur croissance en dehors des facteurs requis par les cellules normales et elles font preuve, contrairement aux tissus normaux, d'une survivance illimitée. Les agents cancérigènes intervenant chez les végétaux sont génétiques, viraux, physiques et hormonaux.

Il est très instructif d'approfondir l'étude des généralités, des parallélismes et des analogies entre les causes et les mécanismes du cancer chez tous les êtres vivants.

L'épidémiologie a étendu son champ de recherche au-delà des seules épidémies. Actuellement, elle se consacre aux maladies frappant les populations à l'intérieur d'un secteur déterminé. Sa méthode consiste à chercher les corrélations entre un facteur ambiant et la maladie étudiée.

Les antécédents concernant l'origine géographique, les éléments pathologiques et professionnels du malade ont toujours permis aux médecins d'orienter leur diagnostic pour certains cancers cliniques. Cependant, le développement spectaculaire de l'épidémiologie dans les dernières années répond à des besoins beaucoup plus essentiels ; cette discipline sert de fondement à la prophylaxie* des tumeurs ainsi qu'à la médecine préventive à l'échelle mondiale. Par ailleurs, l'épidémiologie peut seconder la recherche en laboratoire

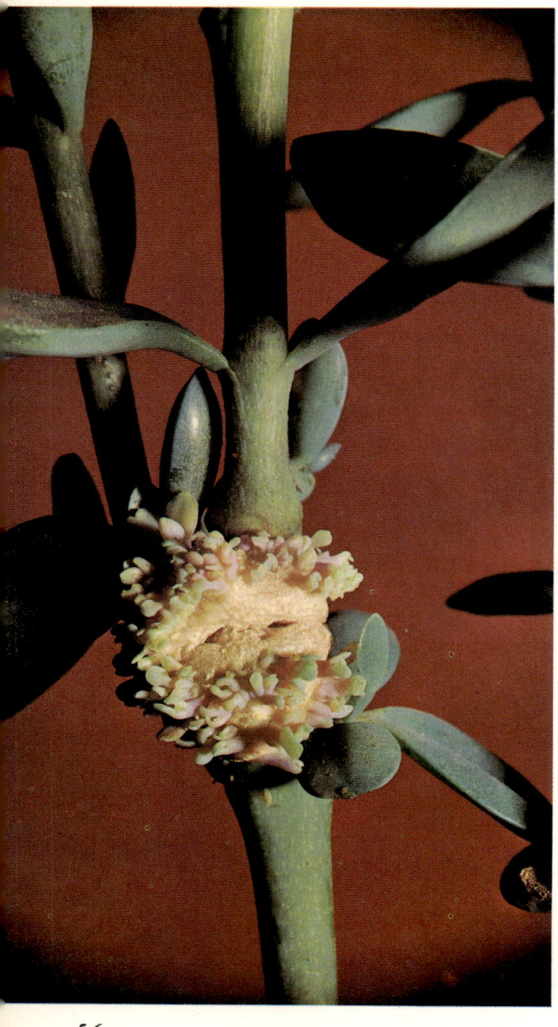

et aider à identifier les facteurs douteux lorsqu'on analyse l'apparition, la répartition et l'évolution du cancer. Finalement, elle permet de mesurer l'efficacité des traitements actuels et des thérapeutiques nouvelles mises au point d'après les résultats positifs obtenus.

L'épidémiologie comprend une partie descriptive et une partie analytique. La première mesure la fréquence du cancer et sa répartition en groupes de population définis selon des critères géographiques, chronologiques, raciaux, professionnels, etc. Elle s'appuie sur deux sources d'informations : la mortalité et la morbidité* du cancer. Les éléments se référant à la mortalité sont obtenus grâce aux certificats de décès. Ceux-ci ne sont pas toujours rigoureux et ne sont valables que pour les formes de cancer à haute mortalité. Ils ne le sont pas pour les cancers curables, car le malade peut mourir d'une autre cause, tout en étant guéri de son cancer. La morbidité est établie à partir des archives des hôpitaux et des rapports médicaux, qui mettent en évidence la fréquence des cas nouveaux (incidence) et celle des survivants (prévalence) par unité de temps. L'ensemble de toutes ces données est extrêmement fructueux, mais il le sera encore bien davantage lorsque disparaîtront certains obstacles auxquels se heurte actuellement l'épidémiologie. En premier lieu, il est

Les cellules des tumeurs végétales sont capables de reproduire la tumeur dans un organisme greffé.
A gauche, tumeur végétale ; ci-dessous, tumeur transplantée.

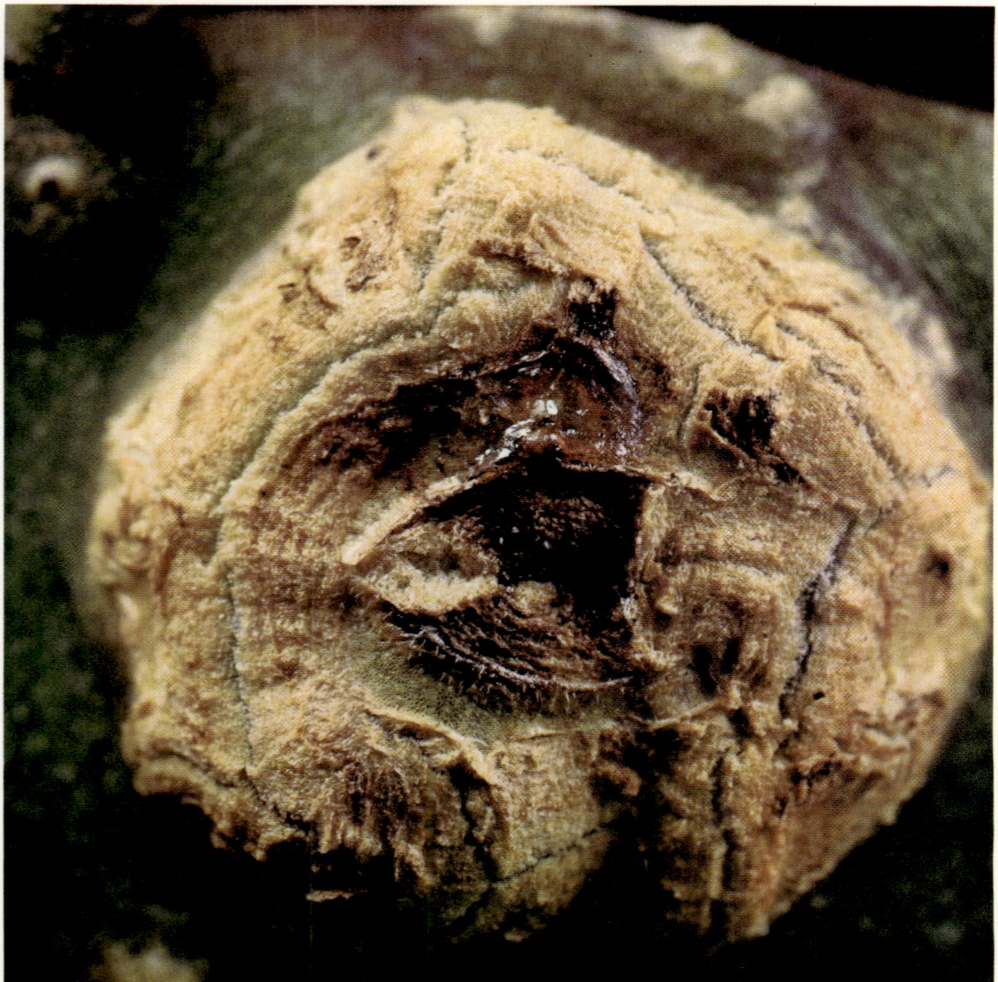

Ci-dessous, graphique de la mortalité par cancer en fonction de l'âge (% pour 100 000 habitants). Ci-contre, localisation et incidences du cancer chez l'homme et chez la femme.

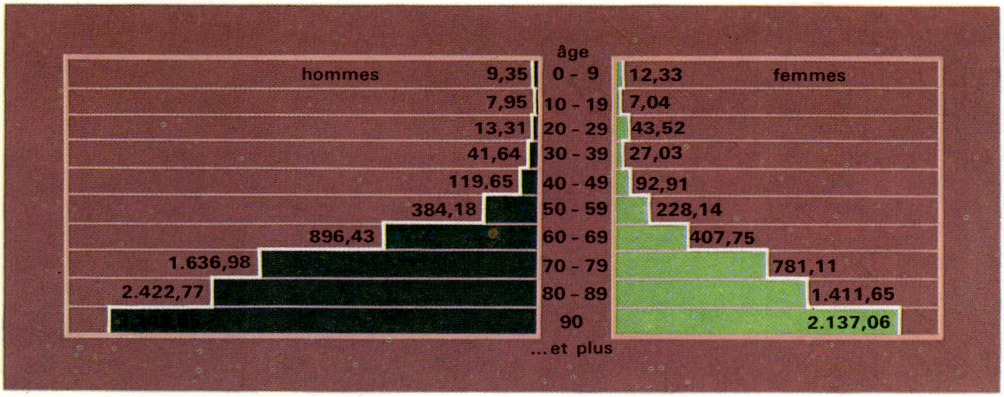

nécessaire d'universaliser la provenance des dossiers. Tous les pays doivent s'organiser comme l'ont fait les plus avancés, aux niveaux hospitaliers local, régional, national. Mais il faut absolument créer et développer les *Registres des tumeurs*, à chacun de ces niveaux. Les Registres des tumeurs sont des organisations beaucoup plus actives et dynamiques que les simples cadastres ou catalogues d'incidence et de mortalité ; ils reçoivent l'information et, après l'avoir élaborée, indiquent les variations dans le temps et dans l'espace présidant à l'apparition de telle ou telle forme de cancer ; grâce à cette méthode, on constate l'efficacité des traitements. Ainsi l'épidémiologie peut déceler l'exposition à un facteur cancérigène, orienter vers le type d'agent en question et fonder les expériences destinées à le confirmer ou à l'infirmer. Elle peut également prouver qu'il y a un risque pour l'espèce humaine dans les facteurs qui semblent douteux au cours de l'expérimentation animale.

A la fin des années soixante, une personne sur cinq mourait du cancer dans les pays développés. Le progrès dans les techniques du diagnostic et du contrôle des maladies en général a permis de détecter avec plus de certitude si une maladie était ou non cancéreuse. Par conséquent, les pourcentages de cancéreux ont augmenté dans la mesure où l'on pouvait déterminer s'il s'agissait réellement d'un cancer. L'incidence des nouveaux cas varie en fonction de l'âge, du sexe, de la localisation anatomique et selon des facteurs ambiants et géographiques.

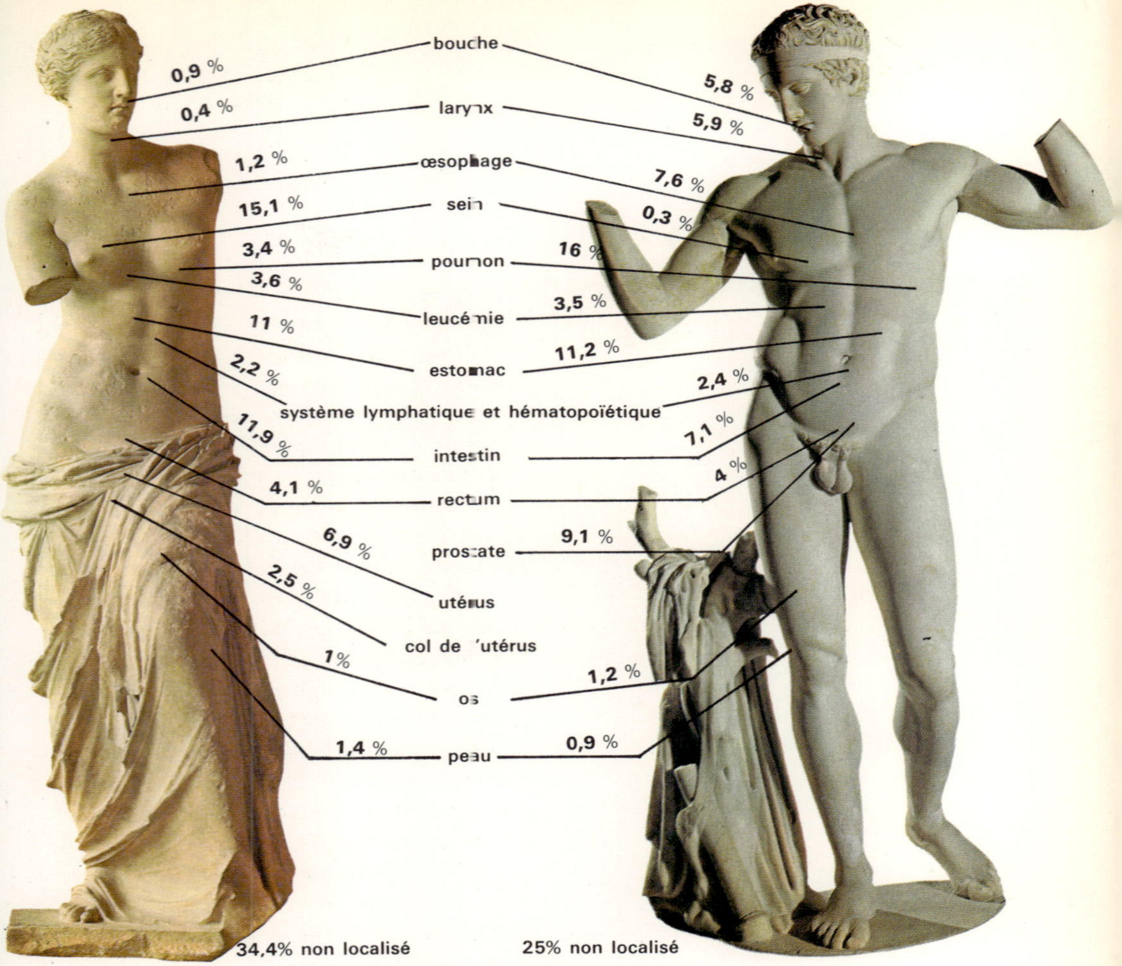

Le risque d'être atteint du cancer augmente avec l'âge, dès 15 ans et au cours des cinq premières années l'incidence est un peu supérieure à celle enregistrée entre 5 et 15 ans. Chez les adultes, l'incidence est à peu près égale pour les deux sexes, bien que la mortalité de la forme clinique affectant l'homme soit supérieure à celle des formes spécifiques au sexe féminin.

L'évolution des tumeurs humaines

Modèle classique

Le diagnostic et la thérapeutique des médecins se basent sur un modèle conceptuel qui entend intégrer toutes les connaissances relatives à l'origine et à l'évolution

Gammagraphie d'une métastase cancéreuse.

Photographies comparatives d'un poumon cancéreux (en haut) et d'un poumon sain (en bas).

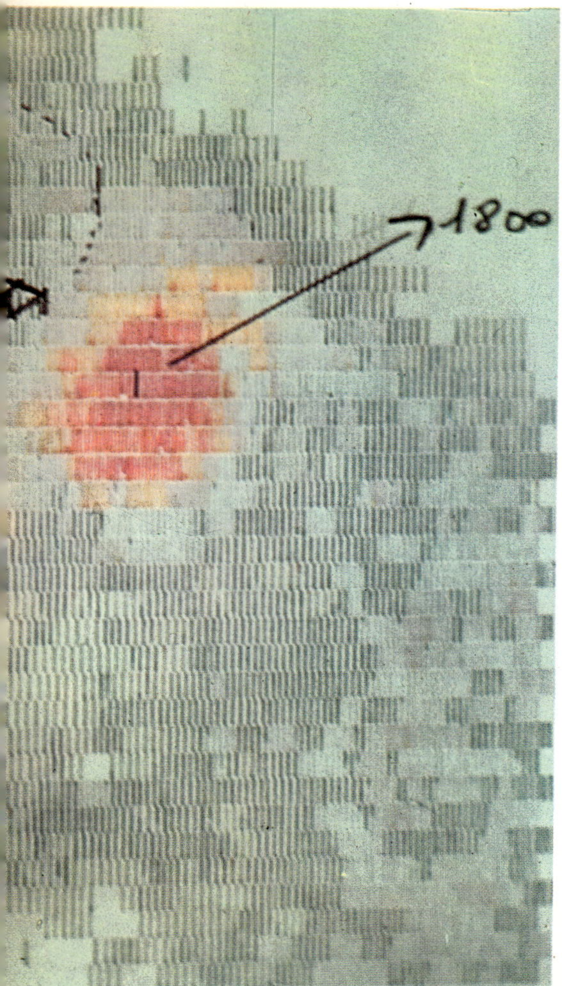

des tumeurs. Il s'agit du *modèle classique*, d'après lequel la tumeur est une maladie primitivement unicellulaire et parfaitement localisable, qui devient régionale par la suite et qui, finalement, s'étend à tout l'organisme ; celui-ci supporte passivement ces phénomènes avant de mourir.

Le comportement de la tumeur définit ce que les médecins appellent son degré de malignité. Cette dernière est déterminée par sa capacité de croissance et l'invasion locale de la tumeur, par sa dissémination par voie lymphatique et sa diffusion à distance par voie sanguine qui donnent naissance aux métastases.

Les tumeurs bénignes grossissent de façon homogène, bien que leur forme s'adapte aux résistances mécaniques opposées par les structures. Leurs limites sont précises et sont souvent circonscrites dans une capsule fibreuse. La tumeur bénigne ne pénètre ni ne détruit les tissus, pas plus que les nerfs ou les vaisseaux, quoiqu'elle puisse les irriter et les obstruer.

Les tumeurs malignes croissent irrégulièrement, s'infiltrent et envahissent, s'enracinant dans des tissus relativement éloignés. Elles progressent généralement à travers les espaces qui leur offrent le moins de résistance.

On ne sait pas exactement ce qui distingue une tumeur envahissante d'une tumeur non envahissante. L'augmentation de la

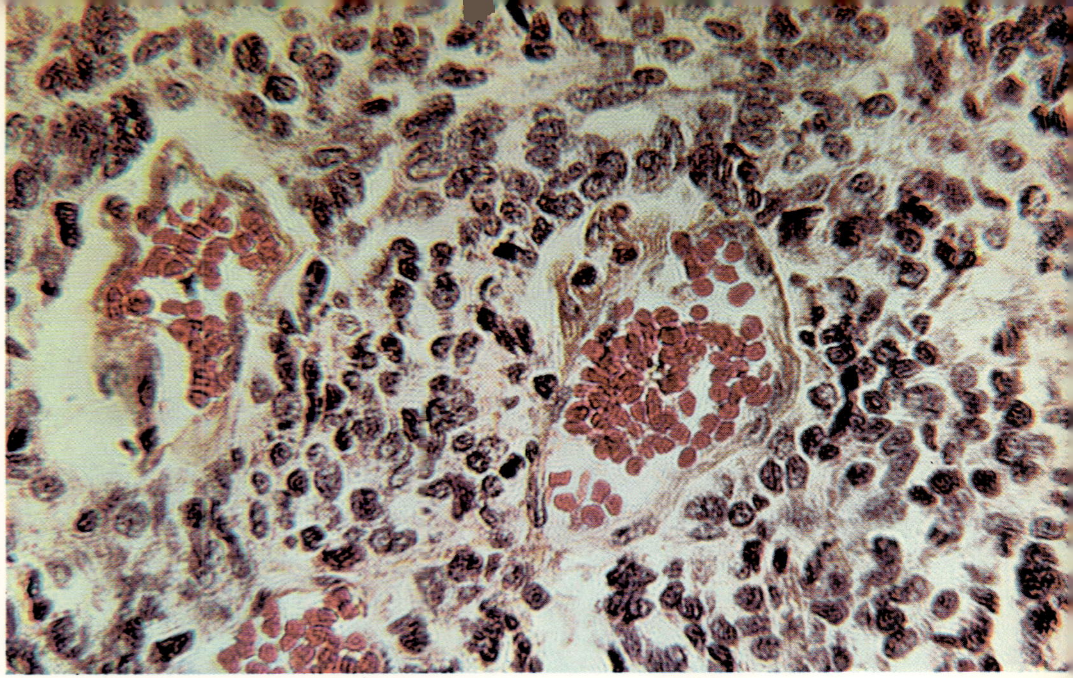
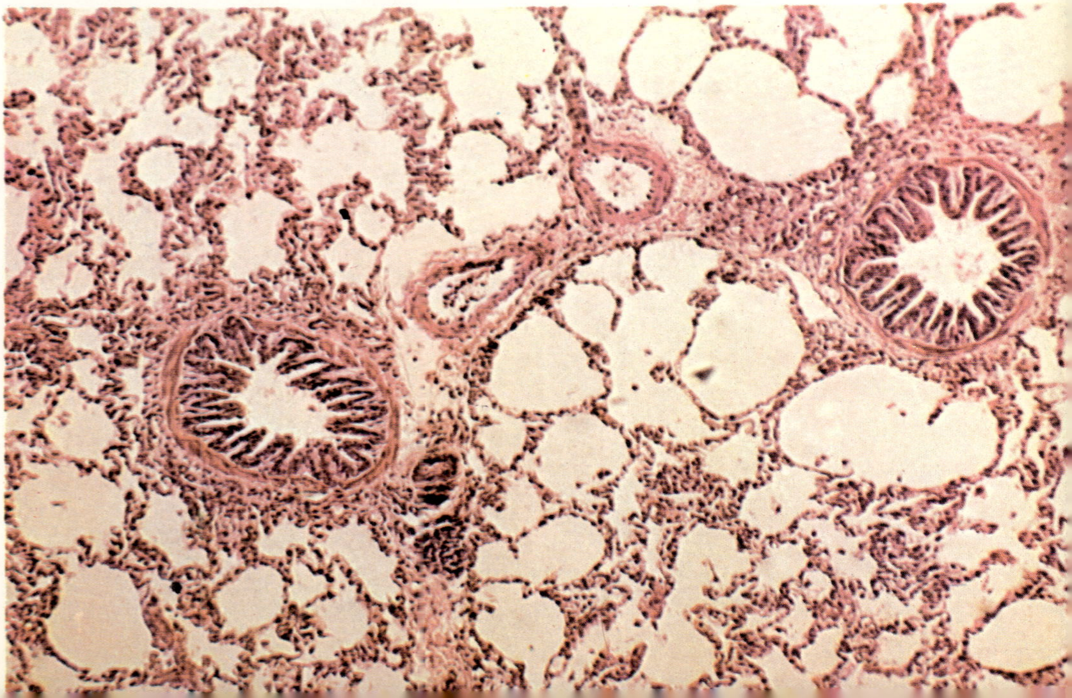

Inflammation chronique du poumon. On aperçoit les parois des alvéoles et, à l'intérieur, des macrophages pleins de poussière.

masse comme la pression exercée par la tumeur sur les tissus déterminent probablement son expansion. Pourtant, les cultures de tissus ne présentent pas ces facteurs mécaniques et, malgré tout, on constate que les relations de voisinage des cellules malignes sont altérées comparativement aux cultures bénignes. Celles-ci se développent de manière ordonnée en formant des couches unicellulaires, et lorsque deux cellules entrent en contact, leur prolifération et leur mouvement s'arrêtent. Par contre, les cultures de cellules malignes forment plusieurs couches de cellules superposées qui poursuivent leur développement lorsqu'elles entrent en contact. Pour rendre compte de ce phénomène, on a invoqué les modifications touchant la membrane des cellules malignes, qui accentueraient leur mobilité ; elles seraient capables de produire des substances détruisant les cellules voisines ou facilitant leur diffusion.

La croissance de la tumeur désorganise les vaisseaux sanguins qui ne suffisent pas à nourrir les cellules les plus centrales ; d'où la dégénérescence des cellules et l'ulcération de la tumeur qui se désagrège et provoque des hémorragies.

Les tumeurs malignes compriment les nerfs et donnent lieu à des phénomènes irritatifs ; ils finissent par les détruire en entraînant une paralysie. Elles bouchent les artères, avant de les détruire. Les veines et les vaisseaux lymphatiques sont généralement empruntés par les cellules tumorales pour pénétrer dans le courant circulatoire, tandis que les muscles et les os s'opposent à la progression de la tumeur ; ils ne survivront pas non plus.

Lorsqu'une tumeur se propage dans l'organisme, les cellules tumorales pénètrent d'abord dans les canaux lymphatiques. La paroi lymphatique ne présente pas de difficultés pour les cellules tumorales qui passent dans la lymphe et suivent le courant ; elles se collent à la paroi elle-même, obstruent les vaisseaux ou progressent à l'intérieur de ceux-ci et provoquent des embolies cellulaires.

Ces cellules colonisent les ganglions régionaux, où elles s'établissent et prolifèrent ; elles remplacent progressivement la structure ganglionnaire normale et dépassent les limites et envahissent les tissus voisins. Elles affectent successivement toute la chaîne ganglionnaire et parviennent aux collecteurs principaux qui débouchent sur les grandes veines. Les canaux sanguins sont également envahis par pénétration à travers la paroi vasculaire. Les cellules circulent rapidement dans le sang. Le courant circulatoire les amène aux tissus les plus éloignés et elles s'installent dans les vaisseaux capillaires des viscères ou des os. Là, elles se reproduisent et for-

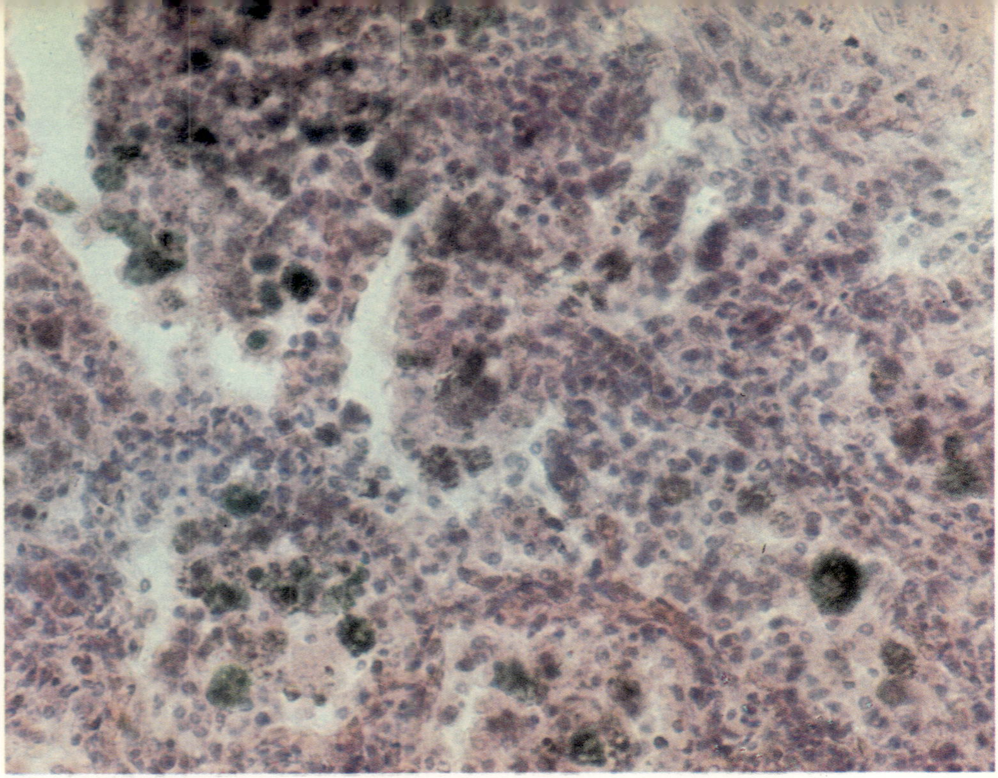

ment des tumeurs dont la structure est semblable à celle de la tumeur primitive.

Les diverses tumeurs ne métastatisent pas de façon équivalente dans les différents organes. En réalité, on ne connaît pas les raisons de ces préférences.

L'organisme demeure impuisant et passif devant la dissémination du cancer et, après une longue évolution, il finit par subir une affection très grave. La perte de poids et d'appétit est un des symptômes caractéristiques. Le malade peut maigrir énormément et finir dans un état de consomption et de cachexie totale.

Le cancer est d'abord une maladie locale. Si l'on peut extraire la tumeur en totalité, le malade guérit définitivement.

Les altérations fonctionnelles et lésionnelles qui persistent dans certains organes au cours de la maladie sont liées à la présence de la tumeur et aux complications mécaniques qu'elle engendre.

Si le cancer n'affecte pas les voies digestives ou des organes importants, de grosses tumeurs peuvent se développer avant que l'état général de l'organisme ne soit perturbé.

Déviations par rapport au modèle classique

Le comportement des tumeurs révèle de nombreuses déviations, si bien qu'actuellement la validité du modèle classique se trouve extrêmement limitée et ne touche que la forme la plus fréquente dans tous les types de cancer.

Certaines variétés de tumeurs présentent des comportements contradictoires absolument évidents. Par exemple, le carcinome baso-cellulaire de la peau apparaît comme une tumeur *localement maligne* parce qu'il métastatise rarement, bien qu'il ait, localement, un grand pouvoir destructeur et envahissant.

Chez un malade atteint d'une métastase évidente, bien souvent on ne réussit pas à localiser la tumeur primaire, alors que, normalement, la topographie et l'histologie de la métastase doivent pouvoir nous renseigner. Au cours des autopsies, on découvre parfois des cancers cliniquement insoupçonnés, notamment dans les prostates des vieillards.

Certaines tumeurs peuvent régresser grâce à une carence intrinsèque de leurs cellules. Celles-ci ont des caractères tumoraux, mais elles manquent d'éléments essentiels à leur survie lorsqu'elles dépassent un nombre déterminé de générations. Ces défauts peuvent leur être inhérents ou bien avoir été acquis au cours de l'évolution de la tumeur.

La régression spontanée est un phénomène si peu courant qu'il n'est pas pris en considération d'un point de vue clinique. Il est néanmoins essentiel sur le plan biologique, car il permet de rectifier l'idée selon laquelle la tumeur maligne serait un processus anarchique, fatalement progressif et mortel.

Symptômes généraux

Le patient est souvent atteint de troubles qui ne sont pas simplement dus à l'invasion d'un organe ou d'un système par les cellules tumorales.

La plupart des cancéreux présentent de tels symptômes et pas toujours dans les dernières phases de la maladie. Dans les dernières années, on a mis en lumière une série de syndromes*, dont certains sont fort complexes. On les attribue aux substances produites par les divers types de tumeur.

Habituellement, les symptômes généraux sont plus fréquents et apparents dans les stades avancés, dans la mesure où ils sont en rapport avec le volume de la tumeur. Pourtant, des symptômes apparaissent parfois très tôt et ils sont provoqués par la grande activité sécrétrice des cellules tumorales. De fait, les symptômes généraux peuvent surgir avant même que l'on ne connaisse l'existence de la tumeur. En outre, certains symptômes sont spécifiques à des tumeurs déterminées. C'est pourquoi l'état général du malade doit orienter le diagnostic et faciliter la détection précoce de la maladie.

La médecine du cancer

Le docteur Ochoa répond à nos questions portant sur les progrès réalisés actuellement dans la connaissance du cancer et sur les conditions requises pour traiter efficacement cette maladie.

Le cancer est-il héréditaire ?

On ne peut pas dire que le cancer soit héréditaire ; en revanche, il résulte de la présence d'un matériel génétique aberrant capable ou non de se manifester. Je crois savoir que les médecins pensent que l'on peut hériter d'une prédisposition au cancer, mais que l'on n'hérite pas du cancer lui-même. A mon avis, la susceptibilité peut effectivement être transmise à la descendance.

Que se passe-t-il lorsqu'une femme enceinte est atteinte du cancer ?

L'enfant ne doit pas en hériter, mais certaines formes de transmission indirecte peuvent exister. On a démontré que, dans un type de cancer expérimenté sur des souris, le cancer du sein se transmettait par le lait. Cela signifie que, si une rate ou une souris a une portée, le cancer n'apparaît pas si la souris qui allaite n'est pas cancéreuse ; par contre, si elle est cancéreuse, elle transmet alors le cancer. On en a donc déduit que le cancer était produit par un élément se trouvant dans le lait et l'on a isolé des particules. Ce que l'on a méconnu pendant assez longtemps, c'est que ces particules étaient des virus.

Y a-t-il eu un apport fondamental de la part de la génétique lors des derniers congrès sur le cancer ?

A l'occasion du IIe Symposium international sur le cancer réuni à Barcelone, en juillet 1973, Melvin Calvin fit une

Cancer du sein.

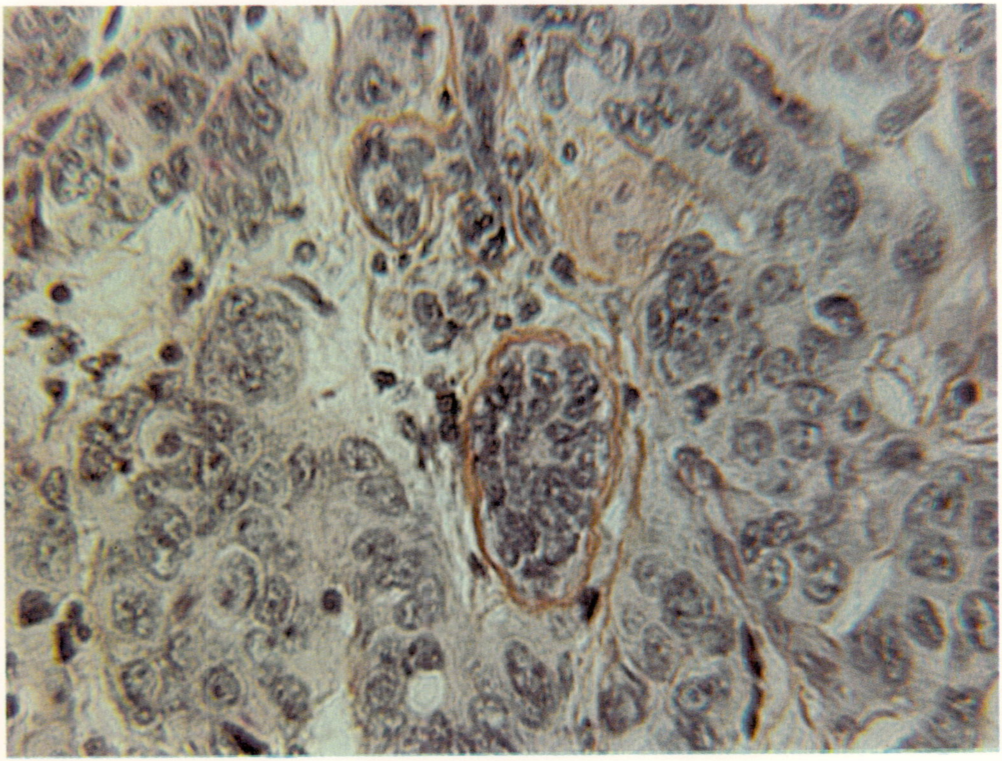

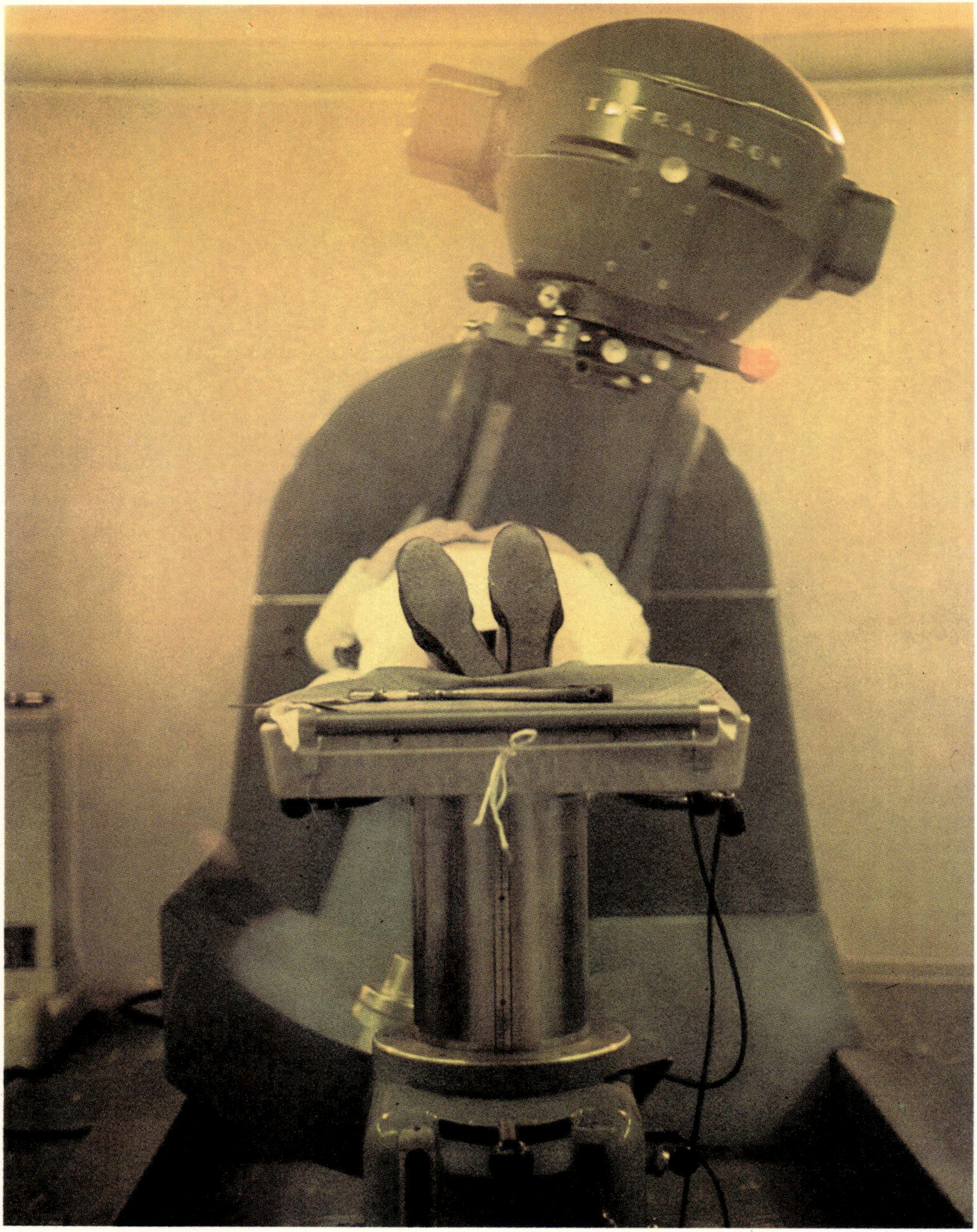

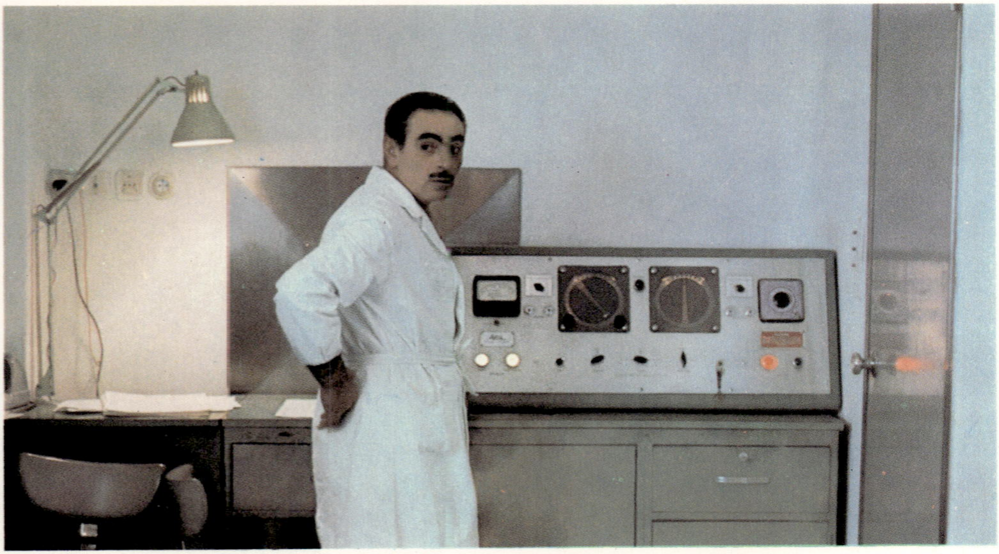

Récemment, l'oncologie a trouvé une aide substantielle dans la physique nucléaire. A gauche, Theratron B en fonctionnement; ci-dessus, tableau de commande.

communication sur l'oncogénèse chimique et virale ; ces études permirent de mieux appréhender le phénomène de la cancérisation et elles montrèrent en même temps la possibilité d'un traitement chimique grâce à l'utilisation d'inhibiteurs enzymatiques particuliers.

Dans ce même symposium, Willy essaya de définir la fonction oncogénique d'une série de virus, d'après le mécanisme déterminant que les herpès-virus semblaient avoir dans le cancer génital.

Fiers présenta un modèle de gène offrant de nouvelles possibilités d'interprétation du code génétique ; Baltimore annonça la découverte d'un enzyme apte à transformer l'acide ribonucléique des virus en acide désoxyribonucléique ;

cet élément a renforcé l'hypothèse que les virus pouvaient être la cause déterminante du cancer par leur action sur les acides nucléiques de la cellule.

De façon générale, les communications des congrès ne constituent jamais des apports spectaculaires, mais elles fraient des voies nouvelles à la résolution des problèmes posés.

Dans quel domaine est-on en mesure de faire progresser l'étude du cancer ?

Il convient surtout de former et d'éduquer l'homme de la rue, ainsi que le médecin, pour pouvoir diagnostiquer précocement la maladie et lutter contre elle.

Aux Etats-Unis, le programme national du cancer s'est développé quand on a pris conscience de cette nécessité ; le Congrès a ratifié un programme en faveur de la lutte contre le cancer.

Où en sont les recherches actuelles sur le cancer ?

Dans l'ensemble, on s'aperçoit que l'on a jusqu'à présent brûlé les étapes dans la recherche d'une solution définitive. Il faut d'abord connaître le comportement d'une cellule normale pour comprendre comment elle peut devenir cancéreuse. Je pense que, si tout le monde était bien plus rigoureux, on réduirait considérablement les cas de mort par cancer.

Les gouvernements devraient destiner une partie des revenus des organismes de sécurité sociale à l'organisation d'un contrôle médical préventif annuel, contrôle auquel seraient soumis les affiliés.

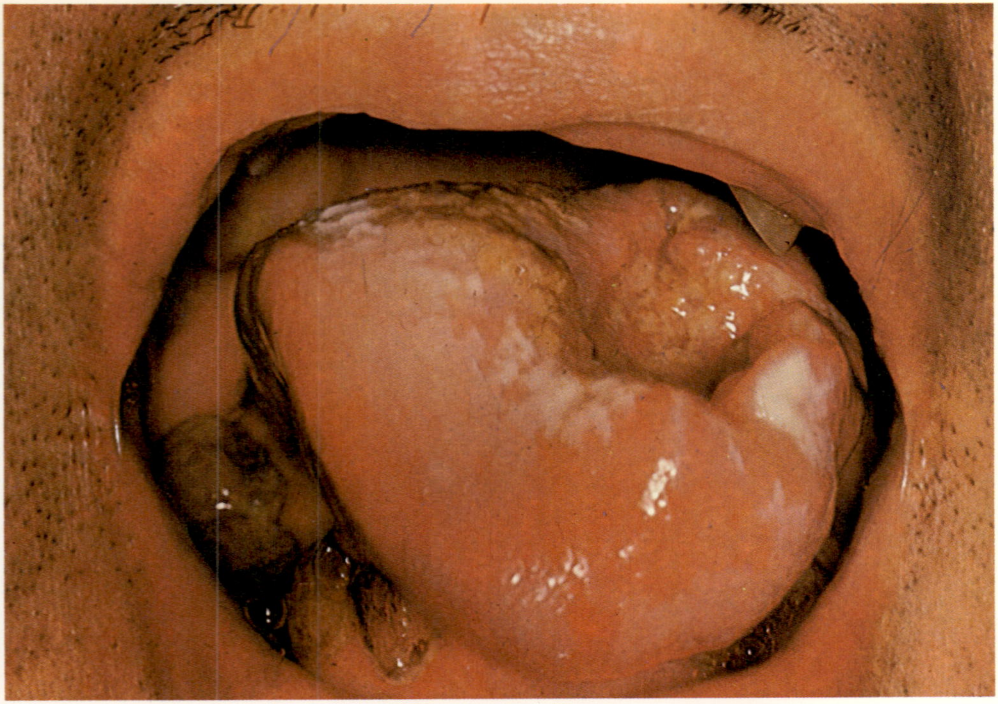

Ulcère profond et malin d'épithélioma de la langue entouré de zones blanches (leucoplasie).

On localiserait ainsi facilement les tumeurs peu développées qui seraient traitées avec une plus grande garantie de guérison.

Serons-nous, un jour, en possession d'un médicament capable de guérir le cancer ?

Pour le moment, nous n'en avons aucun. Néanmoins, aux Etats-Unis, on guérit un malade sur trois, alors que, il y a peine dix ans, on n'en guérissait qu'un sur quatre ; les progrès réalisés, tant dans les procédés chirurgicaux que dans la radiothérapie et les thérapeutiques chimiques, ne sont donc pas négligeables. De toute façon, les plus grands pas en avant ont été faits dans l'étude du comportement de la cellule pendant les processus cancéreux. C'est sans doute dans cette direction qu'on parviendra, à mon avis, à guérir cette maladie.

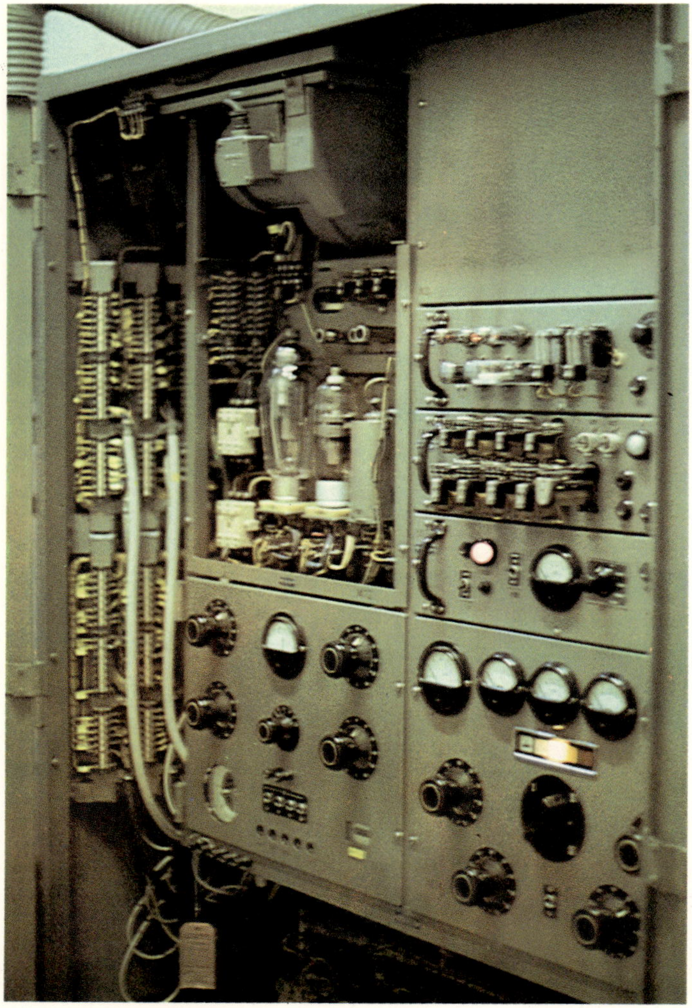

Pour obtenir une information biologique sur les tissus et les organes, l'oncologiste n'hésite pas à utiliser toutes les techniques qui sont à sa portée. Sur la photographie, tableau de commande d'un bêtatron.

Que ressent-on quand on découvre quelque chose qui est ignoré de tous ?

On m'a souvent demandé quels ont été les moments les plus heureux de ma vie.

Eh bien ! j'ai toujours répondu que les instants de plus grand bonheur, de plus grande jouissance et plénitude de ma vie, ont été ceux-là ! On se sent comme un enfant et l'on est fou de joie.

Quand avez-vous connu ce bonheur pour la première fois ?

Vers 1945. Peu de temps auparavant, on avait découvert que non seulement les plantes, mais également les animaux pouvaient assimiler le gaz carbonique.

J'étais en train d'analyser une réaction qui, lorsqu'elle avait lieu dans un certain sens, dégageait du gaz carbonique, mais qui fixait le carbone lorsqu'on la vérifiait en sens inverse. Telle était l'hypothèse et j'étudiais cette réaction par un procédé optique.

Quelques jours avant, j'avais dit à un ami que j'allais faire une expérience stupide qui n'allait très probablement rien donner. « Fais-la quand même, me dit-il, on ne sait jamais. »

J'étais en train d'observer un appareil de mesure quand je me suis rendu compte que l'aiguille indicatrice commençait à bouger. Mon hypothèse était confirmée : il y avait fixation de carbone. Alors je suis sorti en hurlant dans le couloir, mais personne ne m'a répondu. Il était 8 heures du soir, et à cette heure, à New York, tout le monde est déjà rentré chez soi.

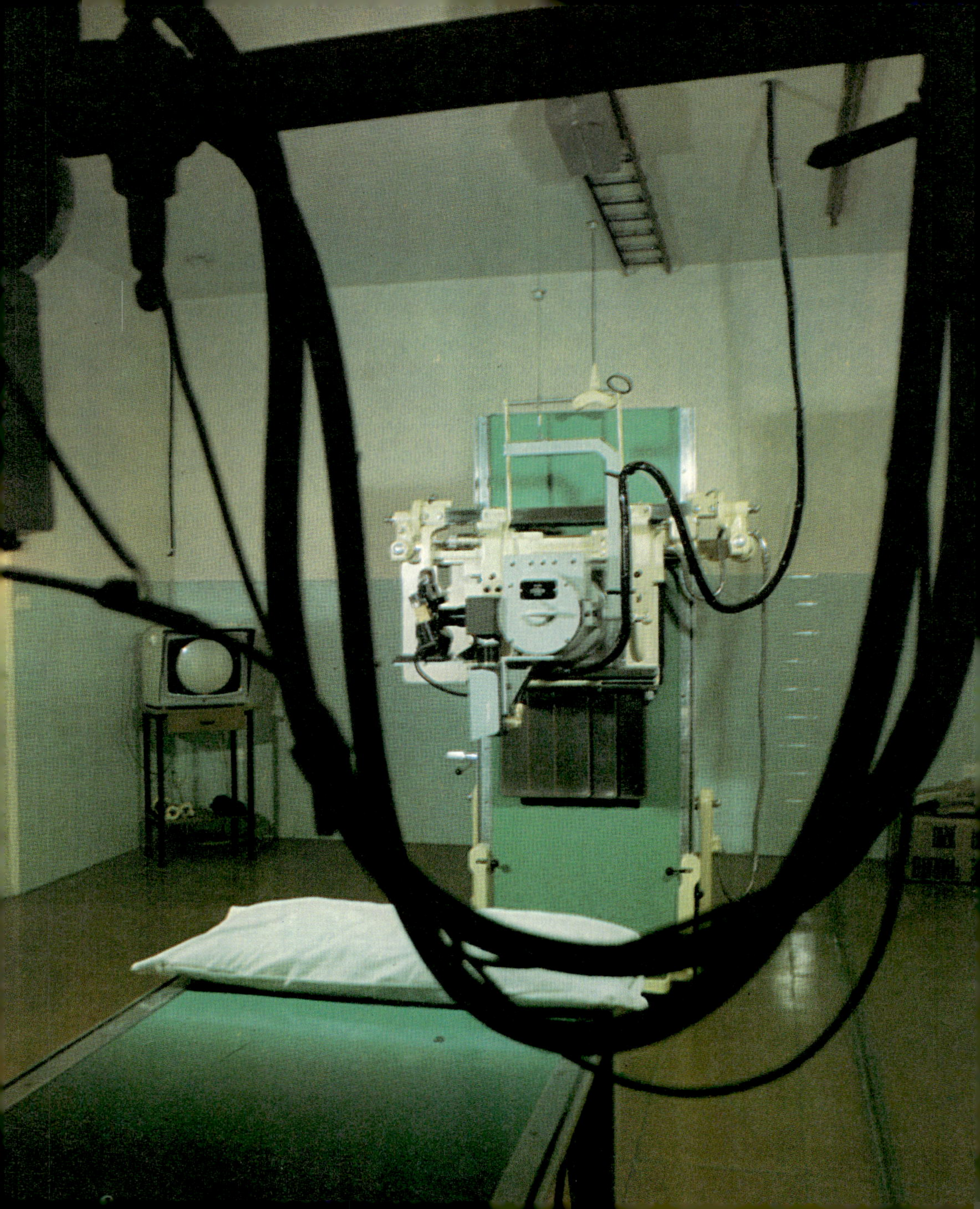

Installation radiologique. Les rayons X sont utilisés par l'oncologie aussi bien pour le diagnostic que pour la thérapeutique.

Diagnostic du cancer

Toutes les techniques de diagnostic médical doivent être pratiquées avec une grande rigueur et à un rythme accéléré. Etant donné la gravité du cancer, ces techniques prennent en oncologie un caractère primordial, car le diagnostic demande à être complété par de nombreux éléments anatomiques et topographiques. Il ne s'agit pas d'accumuler les explorations, ni de tout explorer, mais de rechercher les données indispensables ou fondamentales.

En premier lieu, le médecin doit adopter une attitude vigilante sans laquelle tout le reste perd son efficacité.

Les antécédents familiaux et ceux du malade sont à examiner sans créer, toutefois, d'appréhension inutile. Il est opportun de vérifier s'il existe des lésions pseudo-tumorales. Les habitudes d'hygiène, l'usage ainsi que l'abus d'alcool et de tabac, de même que les facteurs professionnels, peuvent orienter vers le type de tumeur qui doit être prévenu et recherché, même si le premier examen a été négatif.

Rôle de la radiologie dans le diagnostic

Les appareils à rayons X émettent des radiations de même nature que la lumière, mais beaucoup plus riches en énergie et en pouvoir de pénétration ; au lieu de refléter et d'illuminer la surface des corps, elles pénètrent et traversent leur masse. Ces propriétés sont très intéressantes pour la médecine générale et surtout pour celle des tumeurs, aussi bien pour le diagnostic que pour la thérapeutique.

En thérapeutique, les radiations pénétrantes sont la base des différentes formes de radiothérapie* que nous exposerons plus loin. Elles reposent sur le fait qu'une partie de l'énergie de la radiation est absorbée par la tumeur et qu'elle a un effet destructif sur elle. En revanche, l'énergie non absorbée émerge du corps humain en

> *Chez l'homme, l'incidence des différents types et localisations des tumeurs diffère considérablement de celle que l'on observe chez tout autre mammifère. Cela provient sans doute de la disparité des régimes alimentaires et des autres habitudes. D'autre part, à l'intérieur de la même espèce humaine, cette incidence varie énormément en fonction de l'habitat, des coutumes et de l'environnement.*
>
> J. HUXLEY

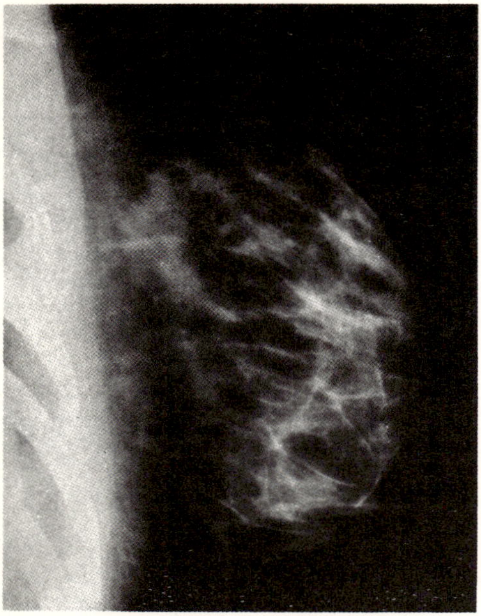
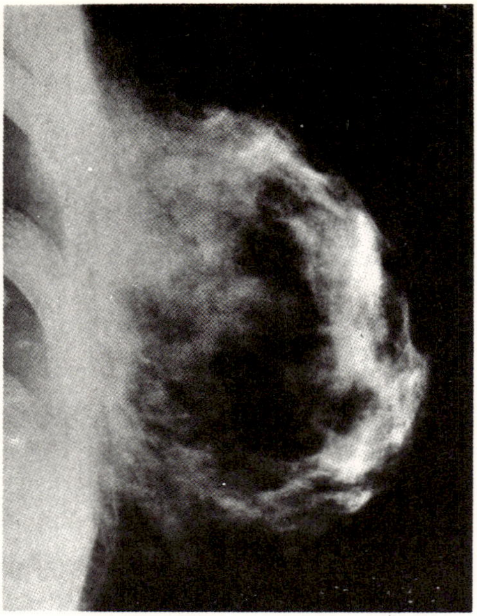
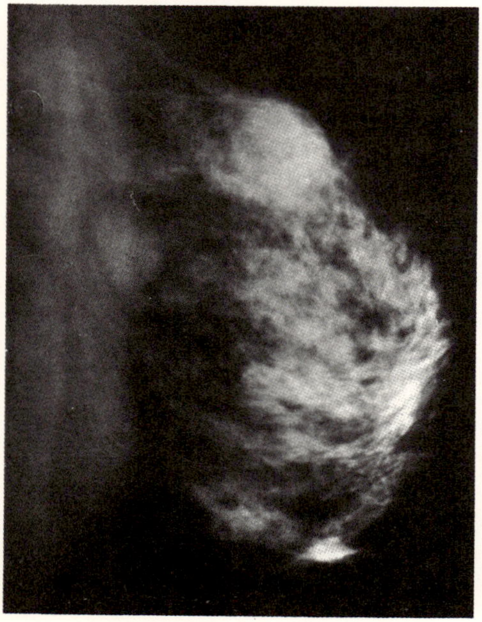
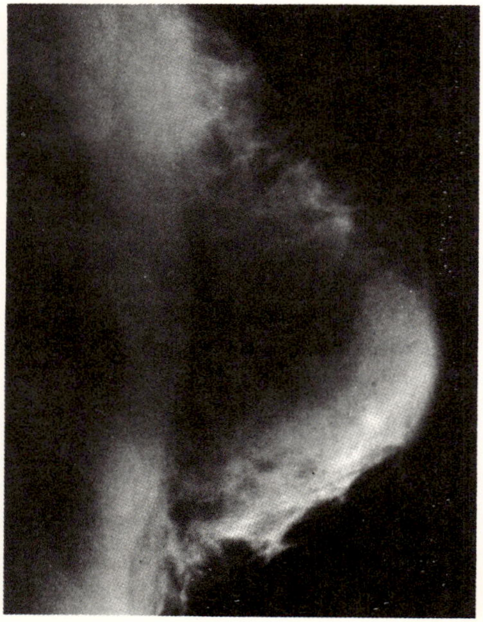

Tomographies d'une tumeur au sein avec forte calcification.

La thermographie est une technique permettant de détecter photographiquement les tumeurs superficielles.

formant un faisceau sensiblement modifié que l'on utilise en radiodiagnostic*. L'énergie absorbée dans le radiodiagnostic est bien moindre que celle qui est absorbée dans la radiothérapie.

On identifie les modifications dues à la radiation lorsque celle-ci sort de l'organisme et l'on obtient une image des structures corporelles.

Cependant, les rayons X ne sont pas visibles à l'œil nu et l'image ne peut être employée directement. Elle doit se con-

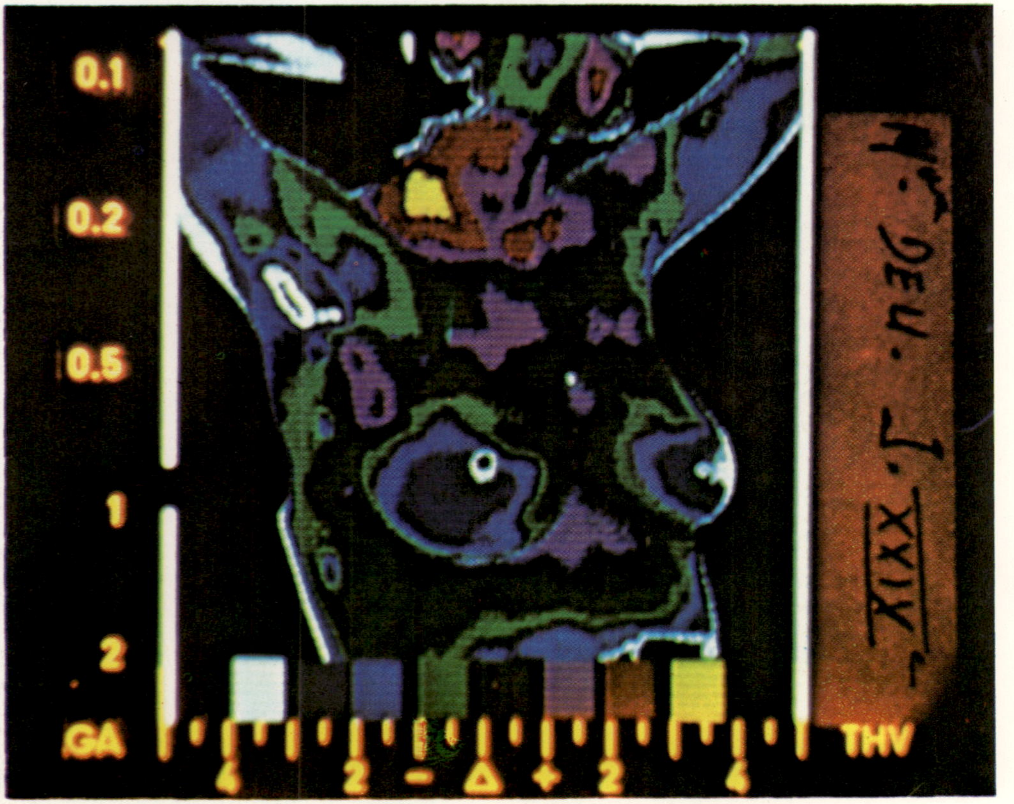

vertir en d'autres formes d'énergie perceptibles, ce que l'on obtient par l'action des rayons sur des plaques photographiques — radiographie — ou par sa transformation en lumière visible sur les écrans des appareils à rayons X. La sensibilisation des plaques est faite à l'aide d'agents chimiques comme pour la photographie et l'on obtient une « image radiographique » visible et durable.

Toutefois, cette image ne serait ni interprétable ni significative si elle ne pouvait pas reproduire les structures anatomiques normales ou pathologiques. Il arrive ainsi que les organes, selon leur forme, leurs dimensions, leur grosseur et leur densité, modifient de façon caractéristique le rayon et l'image.

De cette manière, une tumeur plus dense qu'un organe presque transparent (comme le poumon gonflé d'air ou la graisse d'un sein) se traduit comme une image identifiable. De plus, une tumeur qui détruit un os très dense par sa richesse en calcium produit une image dont la clarté est également identifiable. Actuellement, les corrélations entre les formes anatomiques et les formes radiologiques constituent de plus en plus une branche étendue et détaillée de la médecine.

Il existe d'autres formes d'énergie capables de percer la matière de façon sélective et de nous renseigner comme les rayons X : les ultrasons, par exemple, introduits aussi récemment dans le diagnostic du cancer.

Nous pouvons encore recourir à d'autres techniques, notamment à la prise de la température des tissus superficiels ; l'activité des tumeurs provoque, en effet, des changements de température par rapport aux tissus sains voisins et l'on peut les mettre en évidence par photographie.

Telle est la base de la *thermographie* que l'on utilise pour détecter et discerner les tumeurs relativement superficielles, comme celles du sein ; de plus, elle indique, dans une certaine mesure, l'évolution de l'activité tumorale sous l'action du traitement, ce qui permet d'évaluer les résultats positifs.

Endoscopie

Il est possible d'éclairer l'intérieur de divers organes creux au moyen d'instruments tubulaires plus ou moins rigides et d'examiner la surface interne des bronches, du tube digestif, de la vessie, etc. Tout récemment, les possibilités de l'endoscopie ont été améliorées grâce à l'usage de fibres longues et flexibles conduisant la lumière ; les organes les plus lointains et cachés sont ainsi mis facilement à la portée de l'œil humain et des appareils photographiques.

Grâce à l'endoscopie, le médecin peut atteindre les endroits les plus cachés du corps humain sans devoir recourir à une intervention chirurgicale. Matériel photographique endoscopique (ci-dessous) et épreuve de photographie endoscopique.

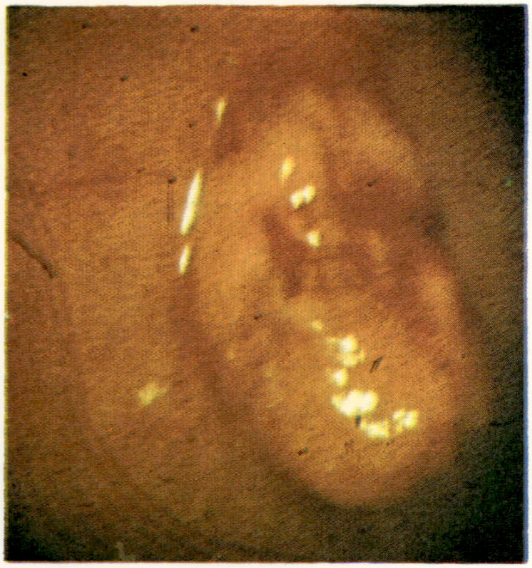

Médecine nucléaire

Depuis la Seconde Guerre mondiale, la médecine s'est enrichie, grâce à l'emploi des matériaux radioactifs produits artificiellement (isotopes radioactifs). Ces substances émettent des radiations gamma dont la nature est similaire à celle des rayons X. On peut les administrer à

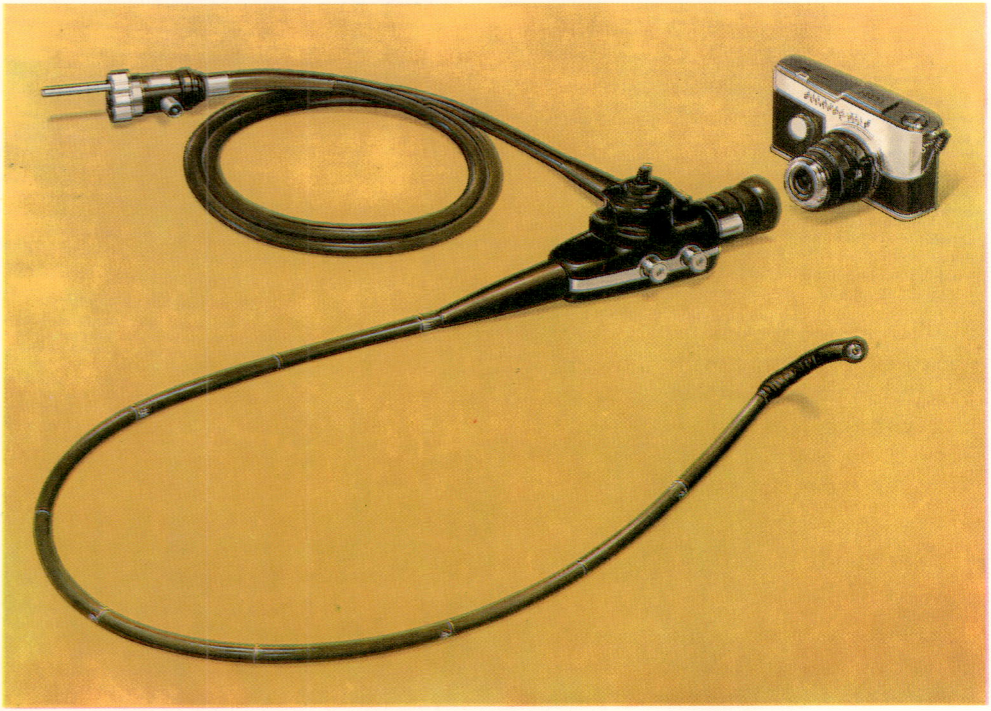

l'homme par voie orale ou par injection ; elles sont captées et retenues dans différents organes. Les radiations émises sont détectées de l'extérieur et permettent d'obtenir des images fixant la forme, la place et la dimension des organes ; ces images, qui mettent également en évidence les déviations par rapport à la normale, sont appelées *gammagraphies*. Aujourd'hui, ces techniques facilitent l'exploration du cerveau, de la thyroïde, des poumons, des reins, du foie, des os, du pancréas, etc.

La médecine nucléaire ne s'attache pas seulement à la réception des images morphologiques, mais aussi à l'étude dynamique des fonctions des tissus et des organes. En effet, les isotopes radioactifs ont la capacité de s'incorporer aux chaînes biochimiques, qui sont ainsi identifiées et analysées ; on est alors en mesure de préciser leur normalité ou anormalité, de même que leurs variations dans le temps, ce qui nous renseigne notamment sur la biochimie des tissus et des organes, de sorte que l'on peut mesurer la fonction de la thyroïde, des reins, du foie, etc.

Analyses de laboratoire

Il serait très utile de disposer d'un test de laboratoire assurant aisément le diagnostic précoce du cancer, à l'aide de l'examen du sang et des autres humeurs corporelles. Les analyses ordinaires sont indispensables pour se rendre compte de l'évolution d'un cancer, ainsi que de l'opportunité et de l'efficacité d'un traitement. Elles orientent considérablement le médecin, mais en réalité il n'y a pas d'analyse suffisamment sensible et certaine qui soit apte à diagnostiquer le cancer. Périodiquement, on essaie de nouvelles techniques, mais on découvre bien vite qu'elles ne sont pas entièrement spécifiques (elles donnent de faux résultats positifs) ou ne se révèlent pas suffisamment sensibles (elles donnent de faux résultats négatifs).

Etant donné la grande variété des tumeurs et des situations cliniques qu'elles engendrent, il est presque utopique d'envisager l'existence d'un test diagnostic unique et universel. En outre, ce test aurait beau avoir un immense intérêt, essentiellement pour polariser l'action du médecin, il n'en exclurait pas pour autant les autres techniques de diagnostic.

Certitude du diagnostic

Actuellement, on n'est pratiquement jamais sûr du diagnostic avant d'avoir établi un dossier complet des caractères cytologiques* et histologiques* de la tumeur. On parvient à une certitude lorsque les diverses explorations cliniques donnent des résultats convergents ; cependant, vu

*Gammagraphie d'une tumeur cérébrale.
Les isotopes radioactifs ont donné à l'oncologie
la possibilité d'obtenir des gammagraphies
qui mettent en évidence la forme,
la situation et la dimension des tumeurs.*

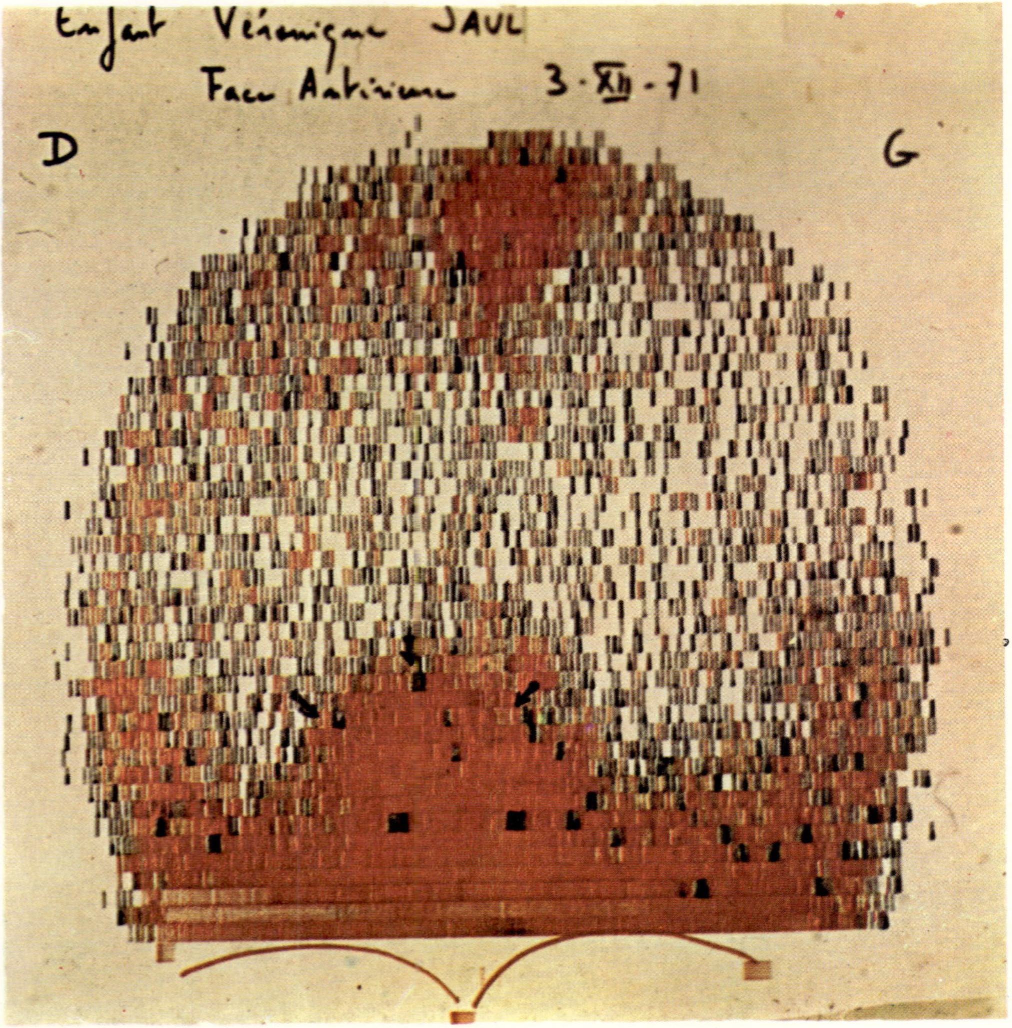

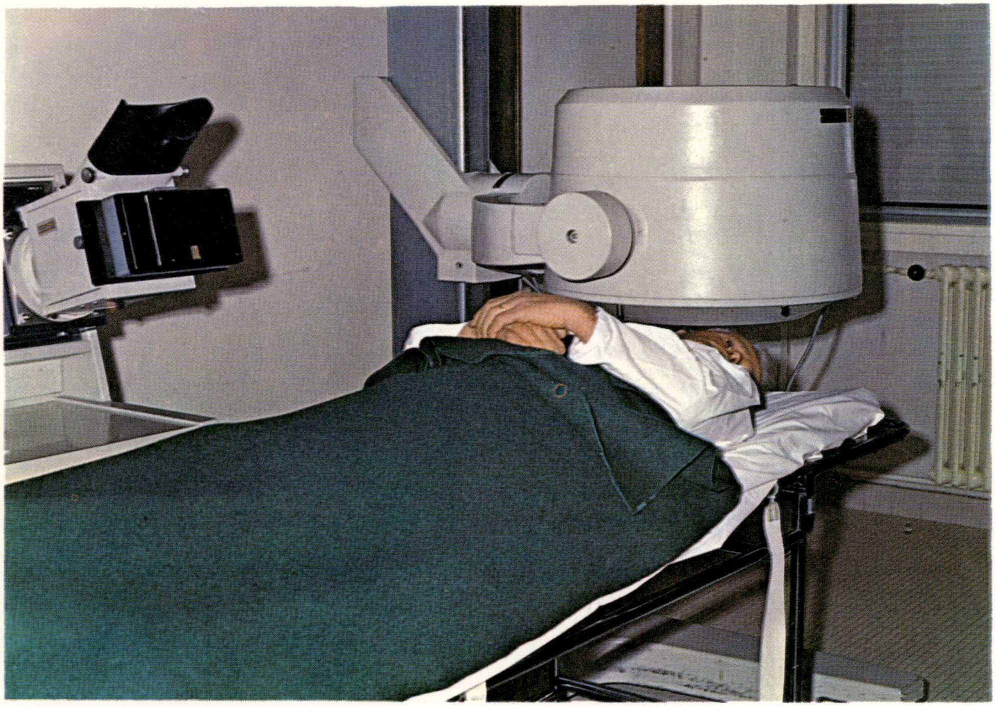

la sévérité des traitements actuels et les complications qu'ils impliquent souvent, il est essentiel d'éviter toute erreur de diagnostic. L'ablation de l'estomac ou d'un sein chez une femme n'est justifiée que si l'on dispose des preuves histologiques démontrant la gravité de la maladie.

Pour le diagnostic histologique, il convient de prélever une portion suffisante de tumeur pour la traiter selon les techniques de l'anatomie pathologique. La chose est évidemment aisée à réaliser sur un cadavre, car, pendant l'autopsie, on extrait des fragments d'organes dont la forme, la dimension ou la couleur sont jugées douteuses. L'anatomie pathologique nous renseigne, de même, sur un malade en vie, au moyen de la biopsie*, qui oriente le traitement à suivre et notamment l'intervention qui devra être étendue et radicale ou bien, au contraire, être remplacée par la radiothérapie, par exemple.

Malheureusement, la biopsie n'est pas toujours possible en raison de l'état général du malade ou bien de la localisation de la lésion.

La biopsie présente en outre un autre intérêt. Même lorsqu'on sait qu'il y a un cancer viscéral apparemment localisé et, par conséquent, susceptible d'être retiré par une intervention radicale, le malade présente parfois une autre lésion anatomiquement lointaine, comme un ganglion volumineux dans le cou. Ce ganglion peut

A gauche, recherche d'une tumeur cérébrale au moyen des rayons gamma.

Ci-dessous, à gauche, microscope électronique ; cet appareil a permis d'étudier les virus. A droite, infiltration des lymphatiques de la peau par un carcinome du sein.

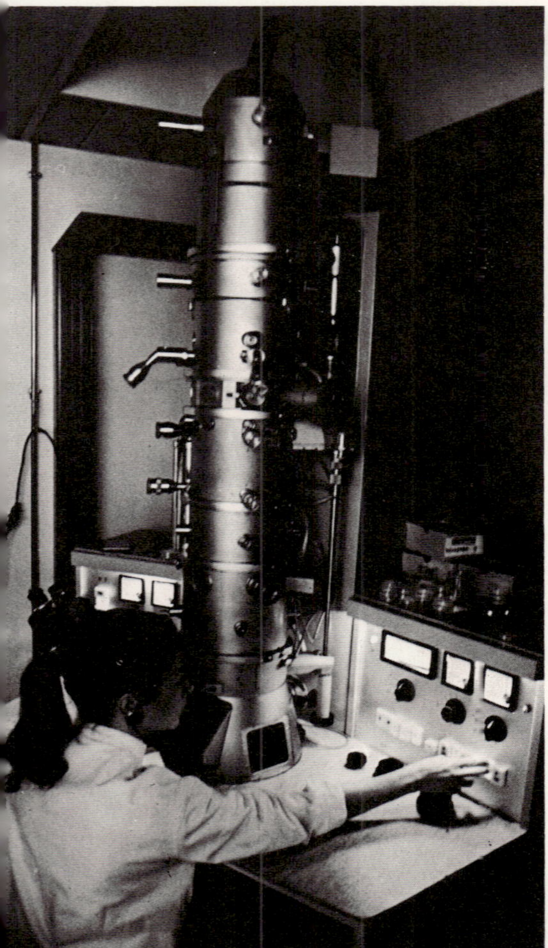

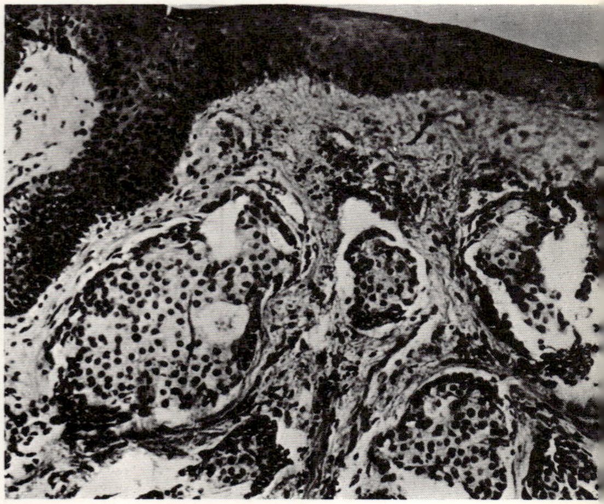

n'être qu'une réaction à une inflammation dentaire, être donc bénin et ne pas contre-indiquer l'intervention. Il peut toutefois être le siège d'une métastase, ce qui signifie que le cancer est déjà généralisé et qu'il faut alors changer entièrement le traitement.

Il arrive également que, longtemps après avoir été traité pour une première tumeur, un patient ait une nouvelle lésion locale ou lointaine ; celle-ci sera une récidive ou une métastase, ou alors elle sera indépendante de la maladie primitive. Dans ce cas, seule la biopsie peut nous renseigner avec certitude.

Les remarques qui précèdent montrent que la biopsie et le rapport anatomo-

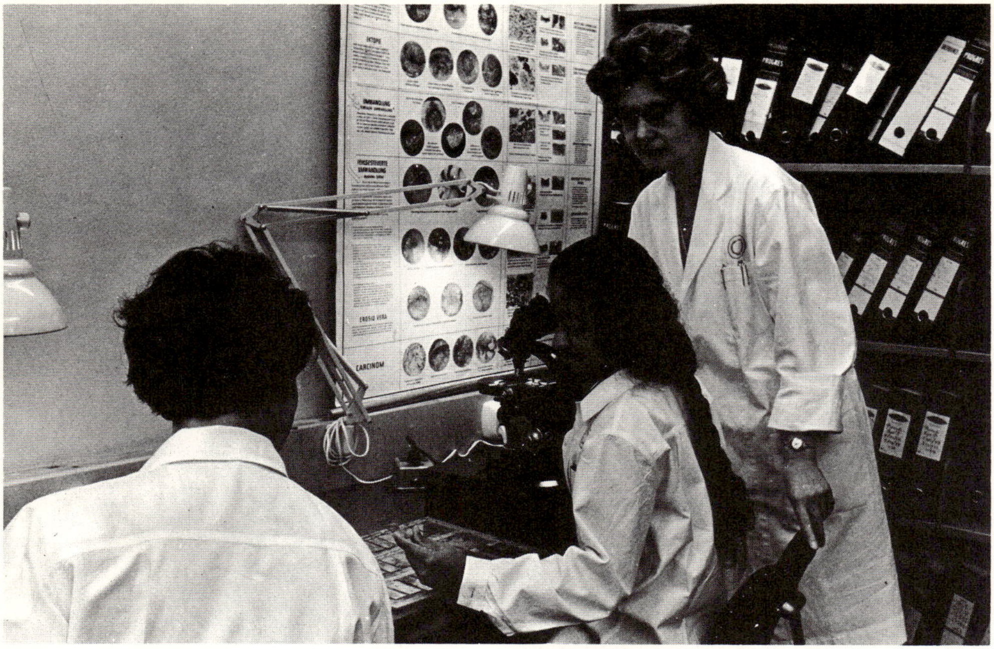

pathologique sont indispensables ; on doit s'y soumettre souvent au cours de la maladie, même s'ils impliquent des interventions chirurgicales. On s'efforcera, bien entendu, de les pratiquer pendant les interventions déjà prévues et l'on ne terminera jamais une opération sans avoir recueilli le matériel intéressant l'anatomo-pathologiste. D'importantes opérations sont souvent justifiées, même s'il n'y a pas extraction de la tumeur, pour vérifier la justesse du diagnostic et l'extension de la maladie.

Plus récemment, on a utilisé une autre technique microscopique qui se révèle plus simple. On étudie des cellules détachées de la tumeur par analyse cytologique. La forme ainsi que les propriétés chimiques de quelques cellules peuvent orienter le diagnostic de façon certaine. On réalise cette

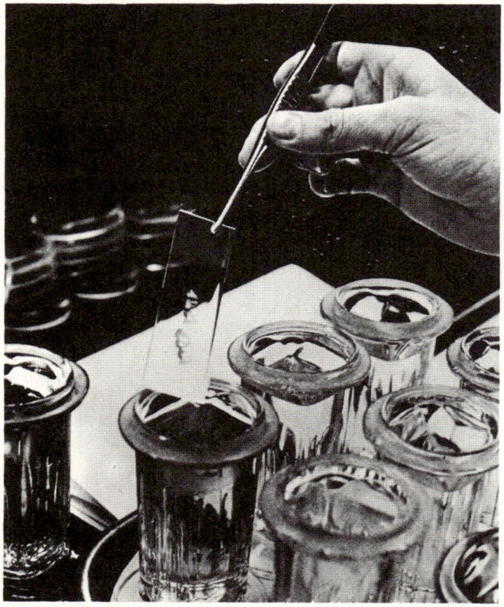

La biopsie aide à déterminer le traitement à suivre dans chaque cas particulier.
A gauche, recherche microscopique et fixation des frottis sanguins sur des lames de verre.
Ci-dessous, analyse et conservation d'un tissu tumoral.

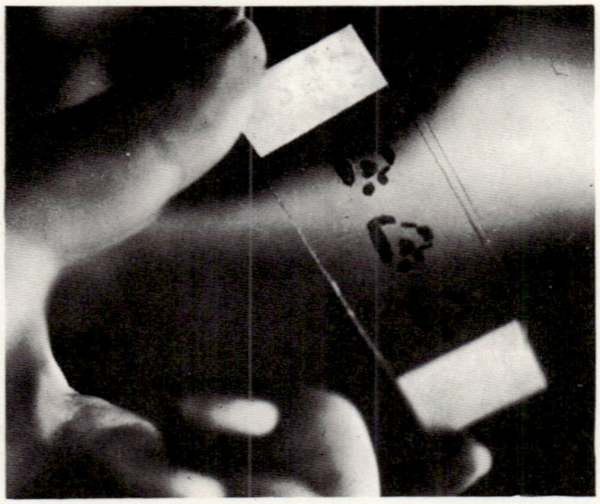

analyse cytologique en même temps que la biopsie, au cours de l'opération ou, sans recourir à la chirurgie, par simple grattage ou aspiration des lésions et des cavités organiques douteuses comme le vagin, la bouche et le tube digestif ; on peut encore examiner les crachats ou le liquide d'un épanchement pleural. De telles techniques ne présentent pas de difficultés ni d'inconvénients pour le malade, ce qui permet d'y recourir à plusieurs reprises.

Ces techniques cytologiques sont à la base des campagnes de dépistage du can-

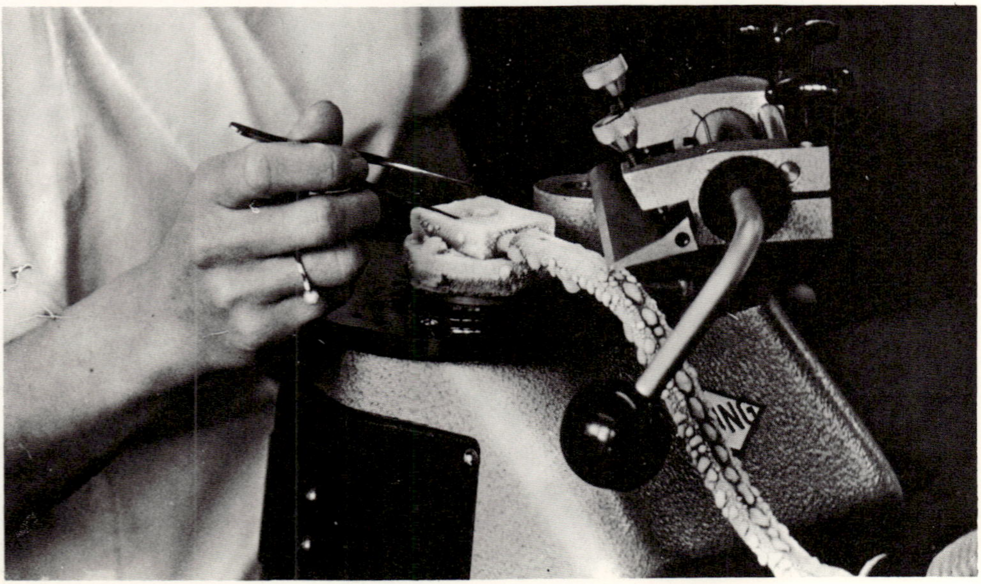

Cellules cancéreuses observées au microscope et mises en évidence par fluorescence.

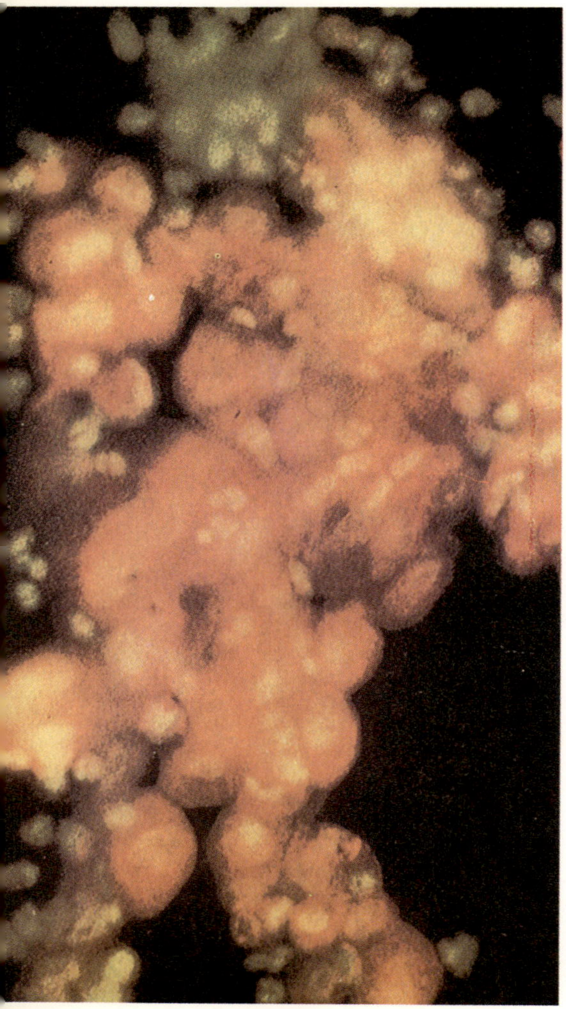

cer qui doivent porter sur des masses considérables de population saine, où l'on recherche les symptômes permettant de sélectionner les personnes qui devront se soumettre à l'examen complet du diagnostic du cancer.

Diagnostic de la localisation et de l'extension

Le diagnostic clinique qui confirme qu'une lésion est réellement tumorale doit être encore complété. En premier lieu, il faut avoir une idée précise de l'extension, locale et à distance, de la tumeur ; il convient, en second lieu, de classer les manifestations cliniques afin de soumettre des patients comparables à différents traitements pour en mesurer l'efficacité.

Les nombreux systèmes de classification par stades évolutifs de la maladie constituent un progrès non négligeable. Le système TNM, proposé par l'Union internationale contre le cancer, est actuellement le plus connu et employé. Les trois lettres TNM correspondent à la tumeur primaire (T), l'état des noyaux ou ganglions satellites (N) et l'existence de métastases (M). Chez tout malade, on doit rechercher ces trois éléments et indiquer dans des souscatégories le volume et les caractères acquis par chacun d'eux. On exprime le développement de la tumeur primitive à

La chirurgie est l'un des traitements possibles du cancer.
Elle a pour but d'extirper la tumeur dans sa totalité.
La photographie montre l'opération d'un cancer de l'œil.

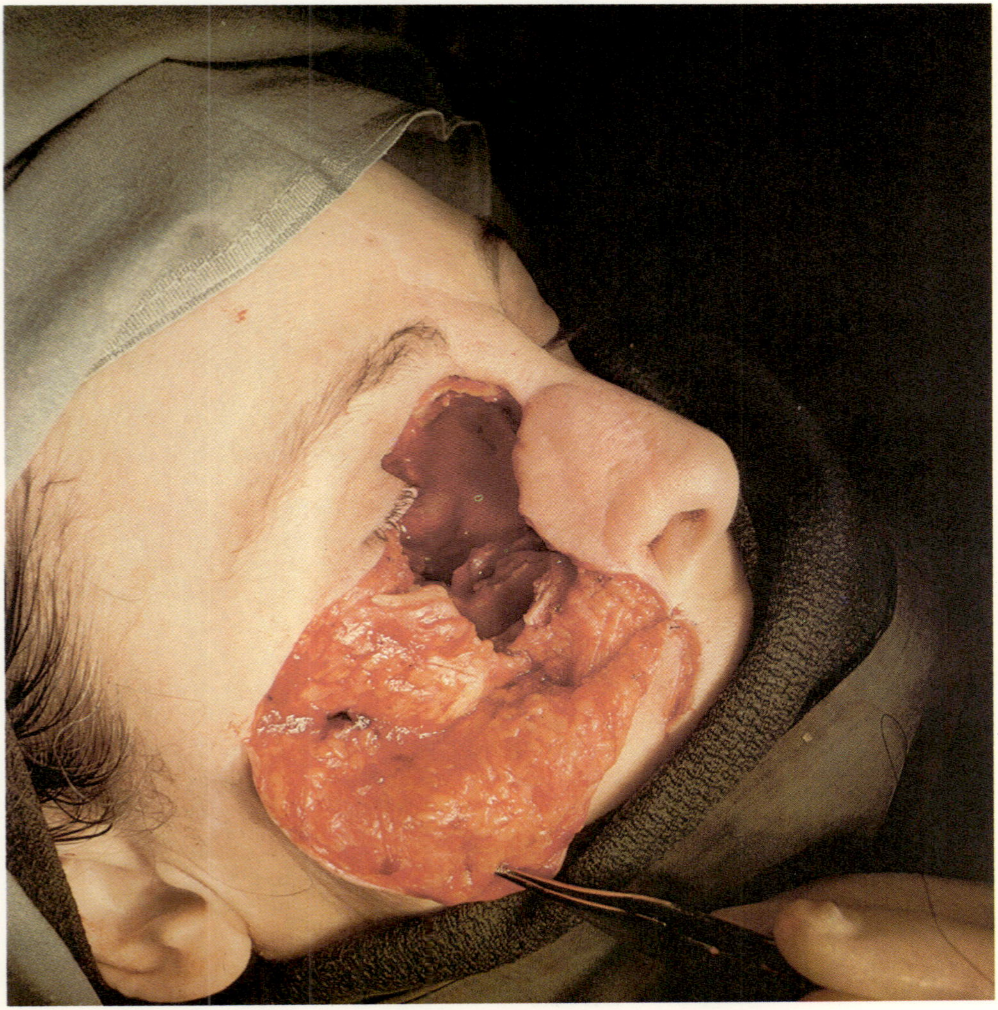

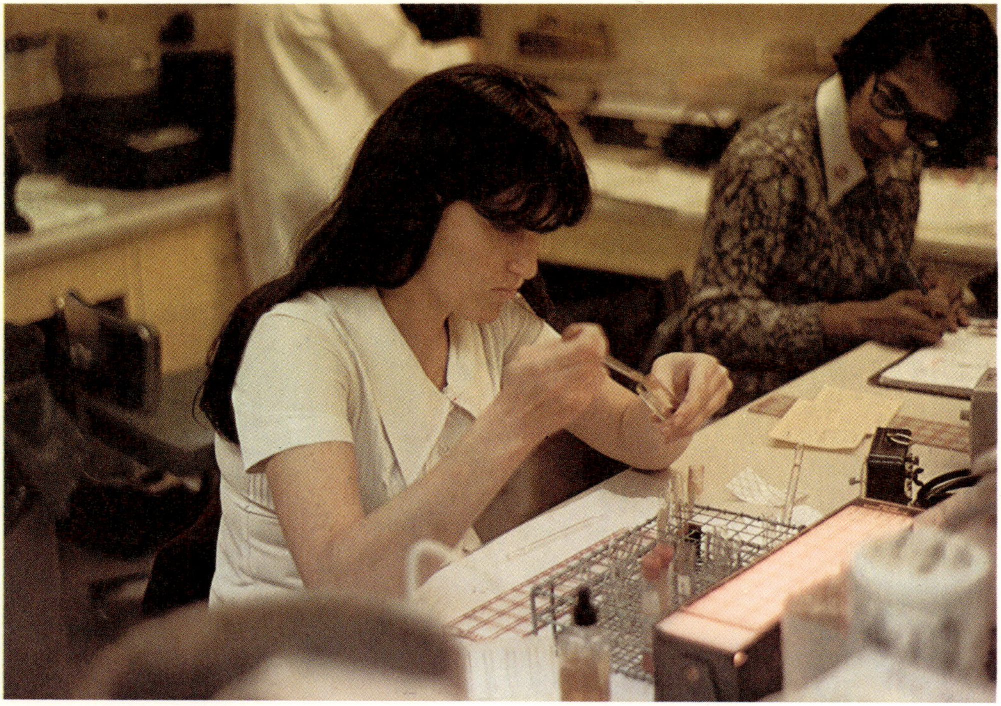

partir de quatre sous-catégories (T_1, T_2, T_3, T_4). L'état des ganglions est évalué selon des critères spécifiques à chaque région de l'organisme. On désigne l'absence de métastases par un zéro et leur existence par des nombres différents.

Toutes ces données doivent faire l'objet d'un dossier avant toute intervention chirurgicale et ne seront pas modifiées par les données résultant de l'opération. Elles servent en tout cas à compléter l'information et, grâce à elles, on peut comparer les résultats des traitements chirurgicaux et radiothérapiques. Il existe une relation entre l'état des trois éléments exposés plus haut : les ganglions et les métastases ne sont pas indépendants du volume de la tumeur primitive et ils sont d'autant plus importants que la tumeur est plus grande.

Cependant, il peut y avoir plusieurs combinaisons traduisant les particularités de la tumeur et du malade (par exemple, des tumeurs primitives de faible volume mais avec beaucoup de métastases et vice versa). Le patient est classé en « stades cliniques » d'après la combinaison de tous ces facteurs. Il est évidemment essentiel de mesurer l'extension de la tumeur dans l'espace, mais il convient aussi de déterminer le rythme d'évolution de la maladie. Il n'est pas indifférent qu'une tumeur ait atteint un certain volume en quelques semaines, en plusieurs mois ou en plusieurs années.

Le diagnostic clinique d'une lésion tumorale se révèle insuffisant. Il convient de déterminer la localisation et l'extension de la tumeur pour que le traitement soit efficace. A gauche, classification des analyses de sang d'un patient. Ci-dessous, localisation et évaluation de l'extension d'une tumeur.

Traitement du cancer

Equipe thérapeutique

L'expérience d'un médecin et même celle d'un hôpital isolé ne suffisent pas en oncologie, car les différences révélées par les résultats sont minimes et l'on ne peut les mettre en évidence qu'en comparant des groupes importants de malades diagnostiqués, classés et traités de façon analogue. Seules une classification et une codification uniformes permettront de rassembler les cas afin que leur étude statistique devienne possible.

Le traitement du cancer doit être appliqué en fonction de deux facteurs déterminants : l'état du patient et la locali-

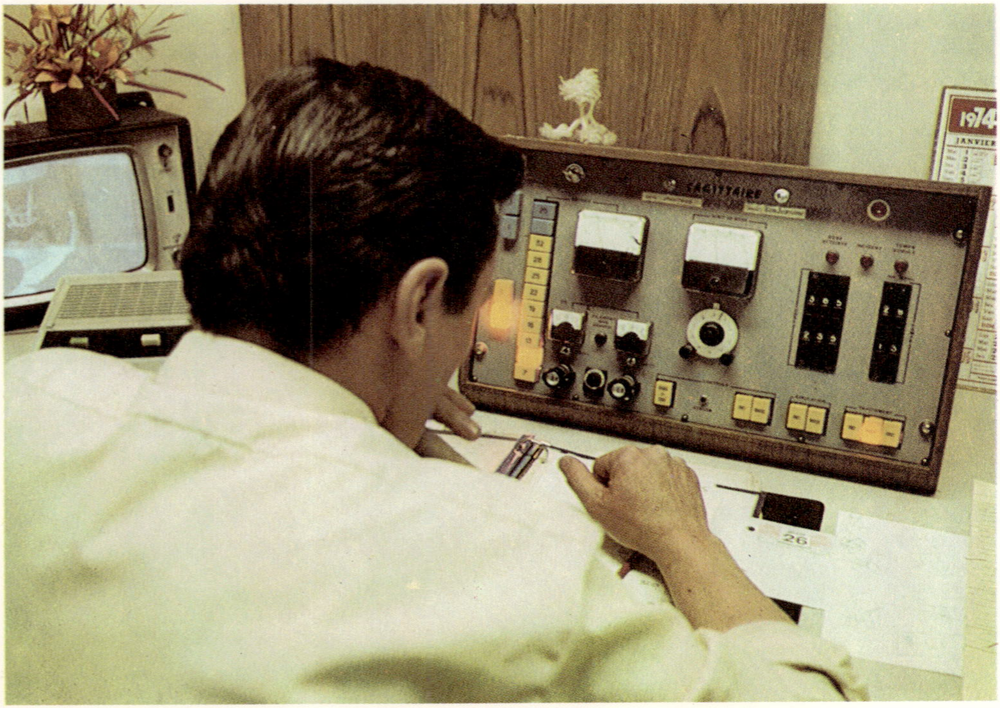

sation ainsi que l'étendue de la tumeur. Il ne faut entreprendre aucun traitement avant d'avoir exploré dans ces deux directions.

Lorsque le stade évolutif de la maladie est précisé, on est en mesure de planifier la thérapeutique qui doit constituer un tout, même si elle comprend diverses phases et techniques. La première décision thérapeutique doit tenir compte de celles qui lui succéderont. Cela semble utopique, mais cette démarche vaut comme une norme qui est généralement observée en oncologie : tous les membres du groupe (chirurgiens, radiologues, internistes et anatomo-pathologistes) doivent observer à tour de rôle le malade, surtout quand il s'agit de fixer le traitement à suivre. A partir de là, la mise en pratique est du ressort du spécialiste correspondant. La décision prise conjointement constitue la meilleure garantie possible pour le malade, car elle suppose une connaissance plus approfondie du cas ainsi que des possibilités et des limitations des techniques propres à chaque membre de l'équipe. Telle est la méthode de travail des grands centres spécialisés.

Traitement local et général

Le malade est traité en fonction de son appartenance à l'un des deux groupes suivants : celui du cancer localisé ou celui du cancer généralisé : il existe néanmoins des situations douteuses qui sont dues aux limites du diagnostic. Bien souvent, le cancer localisé peut être guéri radicalement grâce aux traitements locaux, chirurgicaux et radiothérapiques. Par contre, le cancer généralisé échappe à ce type de traitement et requiert une action chimique et biologique sur tout l'organisme. Cela n'empêche pas qu'ici également une opération et une radiothérapie résolvent parfois bien des problèmes tout en améliorant l'existence du malade qui n'a pas d'espoir de guérir. Nous ne sommes pas à même d'affirmer la supériorité d'une thérapeutique sur une autre ; tout dépend des circonstances et du cas à traiter. Il est essentiel de recourir à toutes les mesures qui auront été auparavant planifiées et coordonnées.

On parle généralement de tumeurs opérables et inopérables, sensibles ou résistant aux radiations ; pourtant, ce n'est pas seulement la tumeur qui conditionne la thérapeutique, mais aussi l'état du malade. Aujourd'hui, la plupart des tumeurs sont techniquement opérables et il est possible de les irradier à des doses curatives. Cependant, le traitement sera principalement biologique et s'appuiera sur une profonde connaissance du cancer et de ses thérapeutiques. Le meilleur traitement

Pratiquement toutes les tumeurs sont techniquement opérables.

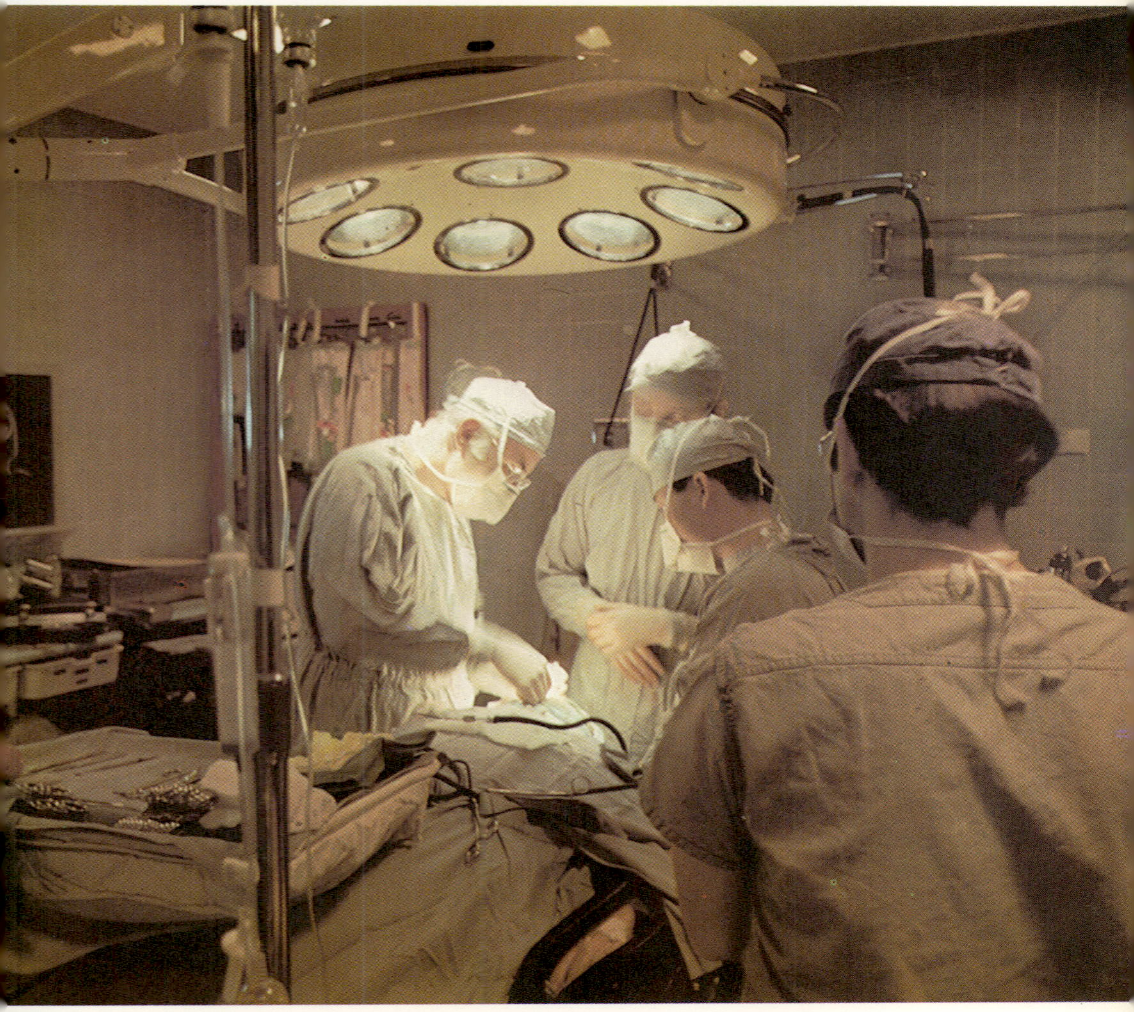

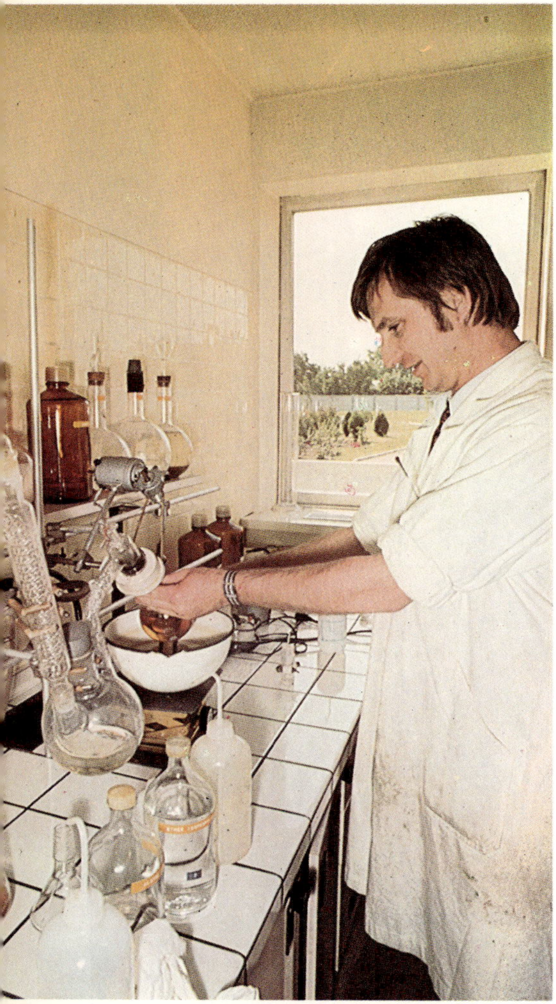

On a progressé dans la thérapeutique du cancer grâce aux travaux en laboratoire, aussi bien in vitro *que sur des animaux.*

peut être inopportun et le plus simple peut donner les meilleurs résultats en mettant le patient en condition de supporter des traitements plus intensifs.

Nous devons maintenant parler du traitement qui se trouve à la portée du généraliste, c'est-à-dire des produits anticancéreux. Ces médicaments ont contribué à attirer l'attention du non-spécialiste sur le cancer devant lequel il se sentait désarmé. Toutefois, deux remarques s'imposent : *a)* la responsabilité du généraliste à l'égard du cancéreux dépasse de beaucoup l'administration de ces médicaments ; *b)* la chimiothérapie* du cancer n'est pas simple, elle est moins rigoureuse que la chirurgie et que la radiothérapie, elle n'est pas moins dangereuse ; elle l'est même peut-être davantage, car les produits agissent sur tout l'organisme, particulièrement aux stades avancés de la maladie et chez des malades affaiblis.

Essais cliniques contrôlés

Les progrès dans la thérapeutique du cancer sont réalisés en essayant constamment de nouveaux médicaments, de nouvelles techniques et combinaisons ou d'autres méthodes d'application. C'est pourquoi l'Union internationale contre le cancer (U.I.C.C.) a mis sur pied les essais cliniques contrôlés. Avant tout essai clinique, il faut faire des tests *in vitro* sur des animaux, afin de connaître la valeur thérapeutique éventuelle et la possible toxicité de la méthode proposée. Cependant, des essais préliminaires sont nécessaires, car il est peu probable que les résultats expérimentaux soient valables pour l'homme.

Les premiers essais sont destinés à préciser quelles sont les meilleures techniques d'administration des produits et à établir les données statistiques concernant la toxicité et l'efficacité ; cette démarche est toutefois limitée par le manque de critères objectifs permettant de mesurer l'évolution du cancer. En fait, ces essais doivent être menés dans une perspective comparative entre deux groupes de personnes ; l'un est soumis au nouveau traitement et l'autre, appelé groupe de contrôle, est traité selon la méthode habituelle. Le problème majeur consiste à trouver des groupes suffisamment nombreux et comparables, dont les membres seront choisis au hasard, sous la direction d'un médecin n'ayant pas de préjugés vis-à-vis de l'essai. Cela exige une sorte d'aveuglement volontaire pour qu'il n'y ait pas de disparité entre les deux groupes. Les difficultés et causes d'erreur sont tellement considérables qu'on ne doit entreprendre des essais cliniques que lorsqu'on dispose de toutes les connaissances techniques et statistiques nécessaires pour garantir l'efficacité de l'essai chez des êtres humains. Ces questions ont été très bien analysées par l'U.I.C.C. et nous nous y référons ici, car elles posent sans aucun doute des problèmes éthiques. La société actuelle est fort sensibilisée au cancer, mais elle se laisse facilement éblouir par la publicité d'un nouveau médicament ou remède miracle. Elle doit être informée correctement sur les difficultés que rencontre la médecine actuelle et sur la rigueur de sa démarche.

Chirurgie

La chirurgie du cancer a pour objectif d'extraire la tumeur dans sa totalité. Dans le cas d'une opération incomplète, on risque de voir la tumeur se reproduire. Or, les caractéristiques déjà décrites de la croissance envahissante du cancer et de sa dissémination lymphatique empêchent très souvent que ce but ne soit atteint. Une tumeur implantée dans un organe, même si elle est petite, exige dans bien des cas l'ablation de l'organe, dans la mesure où l'intervention ne met pas en danger la vie du malade. En outre, on est réduit bien souvent à enlever une partie des tissus voisins si l'on pense qu'ils ont été envahis.

Lorsque les ganglions régionaux sont infiltrés, la situation est critique pour le chirurgien. Les possibilités d'intervention dépendent de la forme et de la localisation de l'organe affecté. Certains organes tumoraux sont retirés avec leurs ganglions ; d'autres ne sont pas opérables. Il existe également des cas intermédiaires. Dans toute intervention, le chirurgien procède avec une extrême prudence pour éviter de léser la tumeur, ce qui pourrait

La radiothérapie tend à éliminer la tumeur maligne en évitant l'intervention chirurgicale. A gauche, récipient destiné à conserver le radium ; à droite, bombe au cobalt.

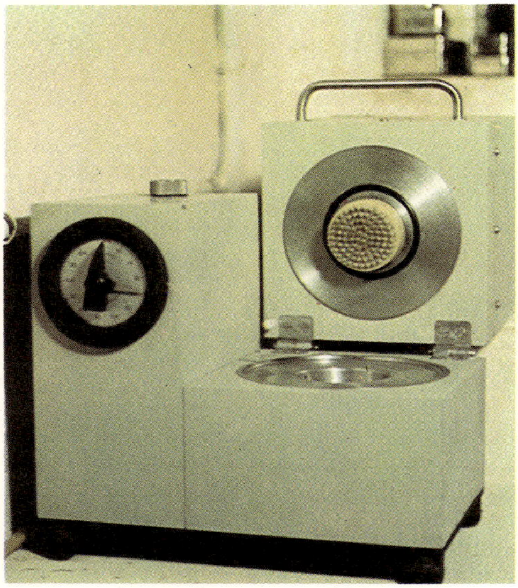

favoriser sa dissémination et la contamination avec des cellules tumorales de la blessure opératoire. Actuellement, grâce aux progrès techniques de la chirurgie, il nous est permis d'aller au-delà de bien des opérations classiques. Le diagnostic précoce et les autres traitements contribuent, d'autre part, à éviter des interventions importantes : on se limite alors à exciser les tumeurs, en gardant une petite marge de tissu sain et on laisse le soin à la radiothérapie de stériliser le reste de l'organe.

La chirurgie, qui est capable de guérir définitivement de nombreux cancers, se révèle également très utile lorsque le malade est incurable. On améliore la qualité et parfois la durée de la vie du patient à l'aide des multiples formes de chirurgie palliative qui secondent les autres thérapeutiques, améliorent la fonction d'un organe vital et soulagent la douleur.

Radiothérapie

La radiothérapie a pour but de supprimer la tumeur maligne, sans le recours chirurgical, par l'action de radiations aptes à détruire directement les cellules cancéreuses ou à annuler leur capacité de reproduction, en stérilisant la tumeur. L'effet obtenu dépend dans une large mesure de la dose appliquée.

On est confronté à un problème technique et biologique, car il faut parvenir à ces effets sans endommager ni le tissu sain voisin de la tumeur ni l'état général de l'organisme. En principe, les cellules malignes sont plus sensibles aux radiations que les cellules saines et celles-ci peuvent mieux cicatriser les lésions. Les tumeurs peuvent être classées d'après leur réaction à la radiothérapie ; radiosensibles, elles sont susceptibles d'être détruites par des doses tolérables pour les tissus sains. Dans le groupe intermédiaire, l'efficacité de la radiothérapie dépend de deux éléments : la

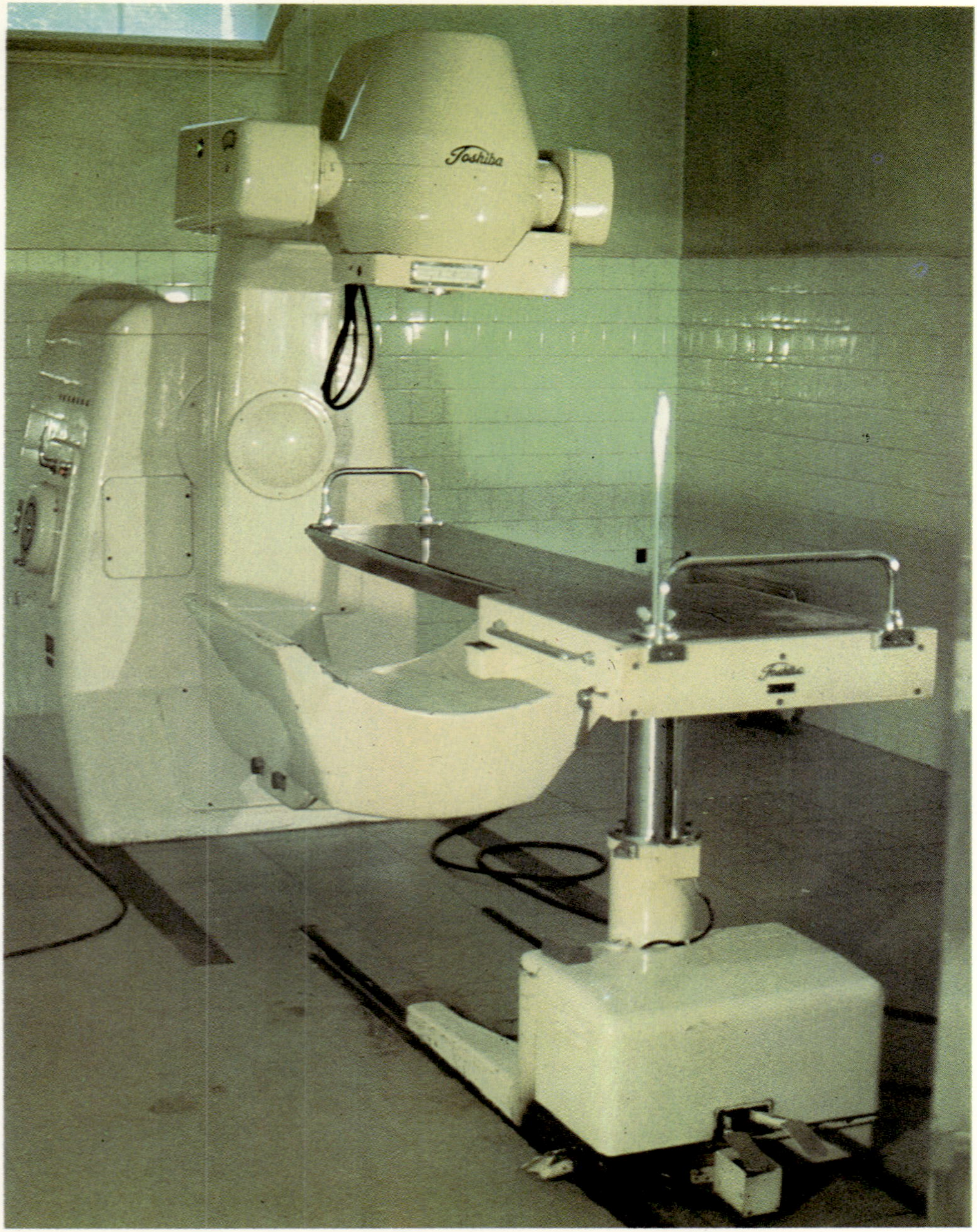
Toshiba

précocité du traitement et l'application correcte de la technique. Cette classification, qui repose sur la sensibilité des cellules formant la tumeur, est liée à de multiples facteurs : la localisation anatomique de la tumeur, plus ou moins critique si elle affecte un organe vital ou bien si elle en est proche ; la dimension de la tumeur ; l'état des tissus voisins, résultant de l'âge du malade ; l'existence de maladies antérieures ou concomitantes ; les traitements suivis auparavant et tout ce qui conditionne l'état général du patient.

On peut employer la radiothérapie comme traitement unique ou la combiner à d'autres techniques complémentaires, dans deux perspectives plus ou moins ambitieuses : soit radicale, soit palliative.

La radiothérapie radicale vise à guérir le malade par la seule utilisation des radiations. Cette méthode est certes positive, mais dans un nombre limité de cas. On y a également recours lorsque les malades qui doivent subir une intervention s'y refusent, ou s'ils sont inopérables. Généralement, quand les conditions intrinsèques de la tumeur s'opposent à son extraction, on ne peut pas non plus appliquer ce traitement. Les deux thérapeutiques ne sont néanmoins pas contradictoires, elles se complètent dans certaines situations. De même, dans la lutte contre bien des tumeurs, elles sont plus efficaces en agissant conjointement plutôt que séparément. Il en est ainsi de la chirurgie de la tumeur primitive relayée par la radiothérapie des ganglions inextirpables.

Enfin, dans les cas excluant aussi bien le traitement radical que chirurgical, ou radiologique, on peut améliorer les conditions de vie du malade à l'aide d'une radiothérapie palliative ; on parvient alors à réduire la tumeur et à diminuer ses complications douloureuses, mécaniques ou hémorragiques, notamment les métastases. Cette large indication de la radiothérapie est presque toujours associée aux traitements généraux, bien qu'une chirurgie limitée puisse être d'un bon secours.

Les diverses indications de la radiothérapie en conditionnent la technique. Celle-ci est essentielle quand on veut obtenir la forte dose de radiation nécessaire pour agir de façon radicale. Il est pratiquement impossible de l'administrer en une seule fois et il faut fractionner la dose ; en divisant la dose, on réduit presque tous les effets biologiques, mais l'élément important est que la réduction soit inégale et favorise la régénérescence des tissus sains. Tel est le moyen le plus sûr de s'attaquer à la tumeur.

Pour analyser l'action sur les différents tissus, on étudie la cinétique de la prolifération cellulaire normale et tumorale qui indique que seule une partie de la

Détermination du volume de tissu à extirper ou à irradier dans le traitement des tumeurs malignes.

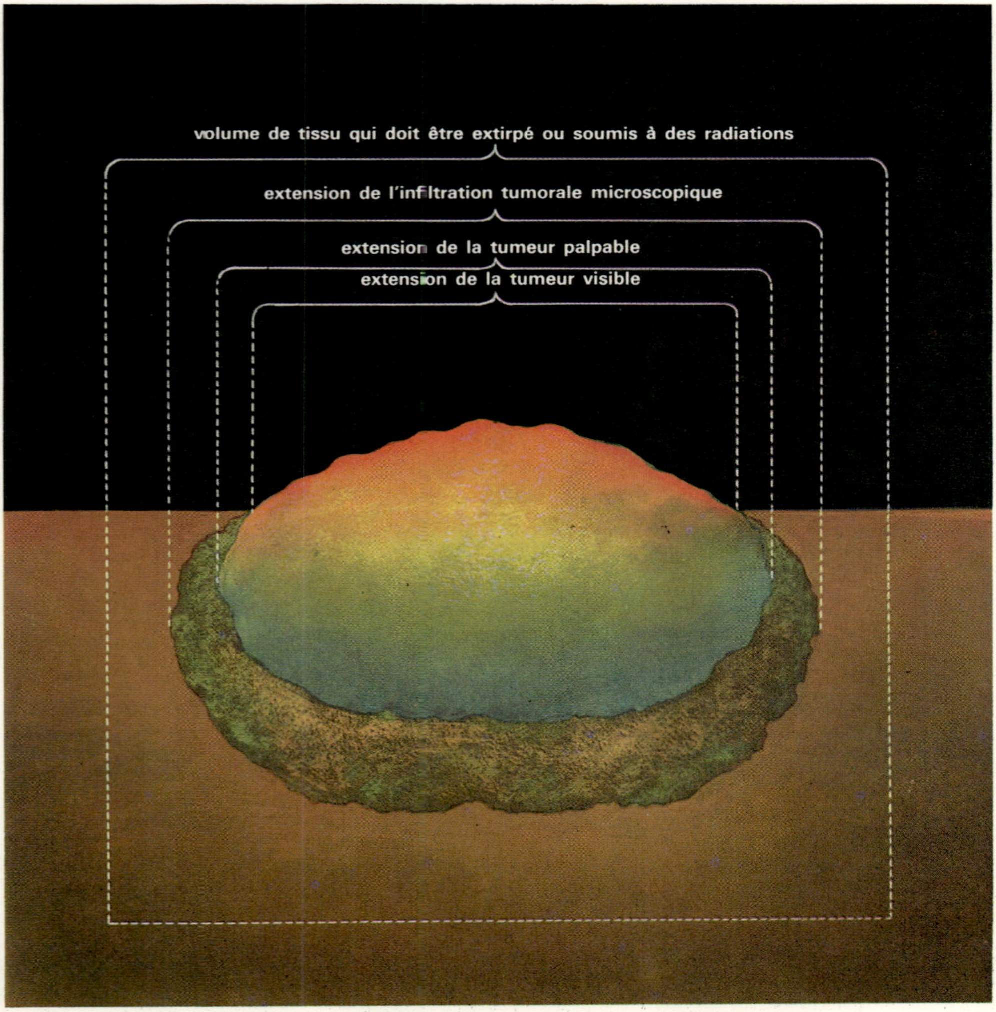

Le bêtatron est un des appareils les plus perfectionnés pour la radiothérapie du cancer ; c'est un accélérateur des particules bêta qui permet d'irradier les tumeurs internes.

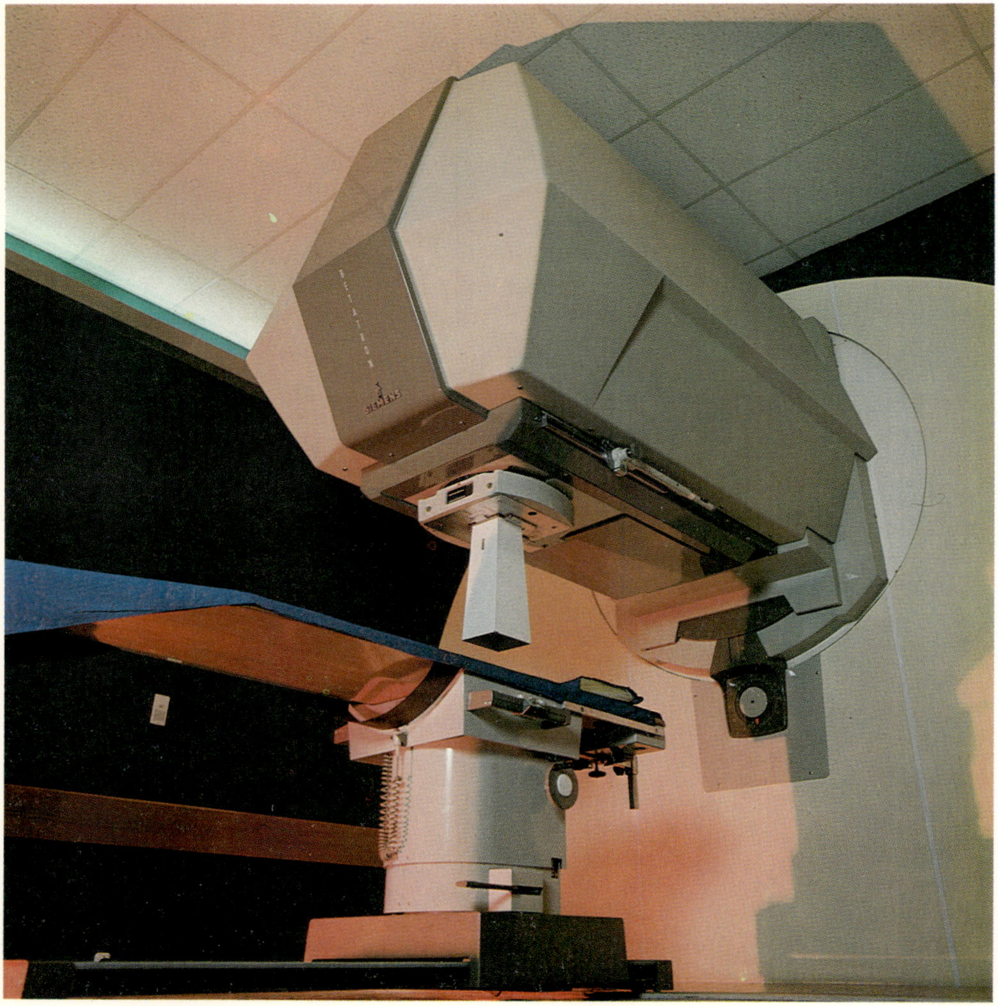

tumeur est en train de se diviser ; cela signifie qu'elle est en phase radiosensible au moment du traitement ; par conséquent, en augmentant le nombre de séances, il est probable que l'on parviendra à agir sur toutes les cellules sensibles.

Le radiothérapeute dispose d'une série de sources de radiations lui permettant d'adapter sa technique en fonction du cas à traiter. Certaines tumeurs sont directement accessibles et facilitent l'irradiation, au niveau de la masse proprement tumorale ou de la cavité des viscères creux dont les parois logent la tumeur. Pour réaliser cette technique d'irradiation interne, on emploie le radium ou des substances radioactives obtenues artificiellement.

Les tumeurs superficielles sont traitables par des radiations peu pénétrantes qui épuisent leur énergie dès les premiers millimètres à l'intérieur des tissus. C'est ce qu'on appelle la radiothérapie de contact.

Pour les tumeurs trop profondes ou non accessibles directement, on utilise la radiothérapie externe.

Aujourd'hui, il existe deux grands types d'appareils radiothérapiques : le premier est constitué de réceptacles blindés plus ou moins sphériques contenant le matériel radioactif, comme les « bombes » au cobalt ou au cæsium ; le second comprend des appareils électromagnétiques accélérateurs de particules formant les atomes de la matière. Le plus ancien est le tube à rayons X, qui précipite les électrons dans le vide en leur communiquant une énergie considérable ; quand les électrons sont freinés brusquement, cette énergie se transforme en rayons X. Les appareils les plus perfectionnés donnent lieu à des accélérations encore supérieures, imprimées à plusieurs types de particules (électrons, protons, neutrons, etc.). Ces particules dont la vitesse est décuplée sont utilisées immédiatement, ou sont freinées, comme dans les tubes à rayons X, et converties en énergie électromagnétique (rayons gamma).

En tout cas, la radiation jaillit d'une ouverture calibrée, ce qui délimite un faisceau se propageant en ligne droite dont la dimension s'adapte à la surface du corps à irradier. Les radiations pénètrent dans le corps par le « champ » d'entrée préalablement établi par le radiologue ; elles progressent en profondeur et recouvrent la tumeur qu'elles traversent avant d'émerger en partie sur la surface opposée. L'action de la radiation dépend, principalement, de deux grands facteurs : la qualité de la radiation (liée au matériel radioactif utilisé ou à la tension électrique mettant en marche l'accélération) et la distance entre le foyer et le corps.

On peut appliquer un seul faisceau directement sur la peau ou en utiliser plusieurs que l'on fait converger au centre de

La technique des champs croisés permet de faire converger plusieurs faisceaux de rayons sur le centre tumoral. On obtient ainsi une irradiation maximale sur la tumeur, tandis que les radiations affectant la peau sont réparties aux diverses entrées.

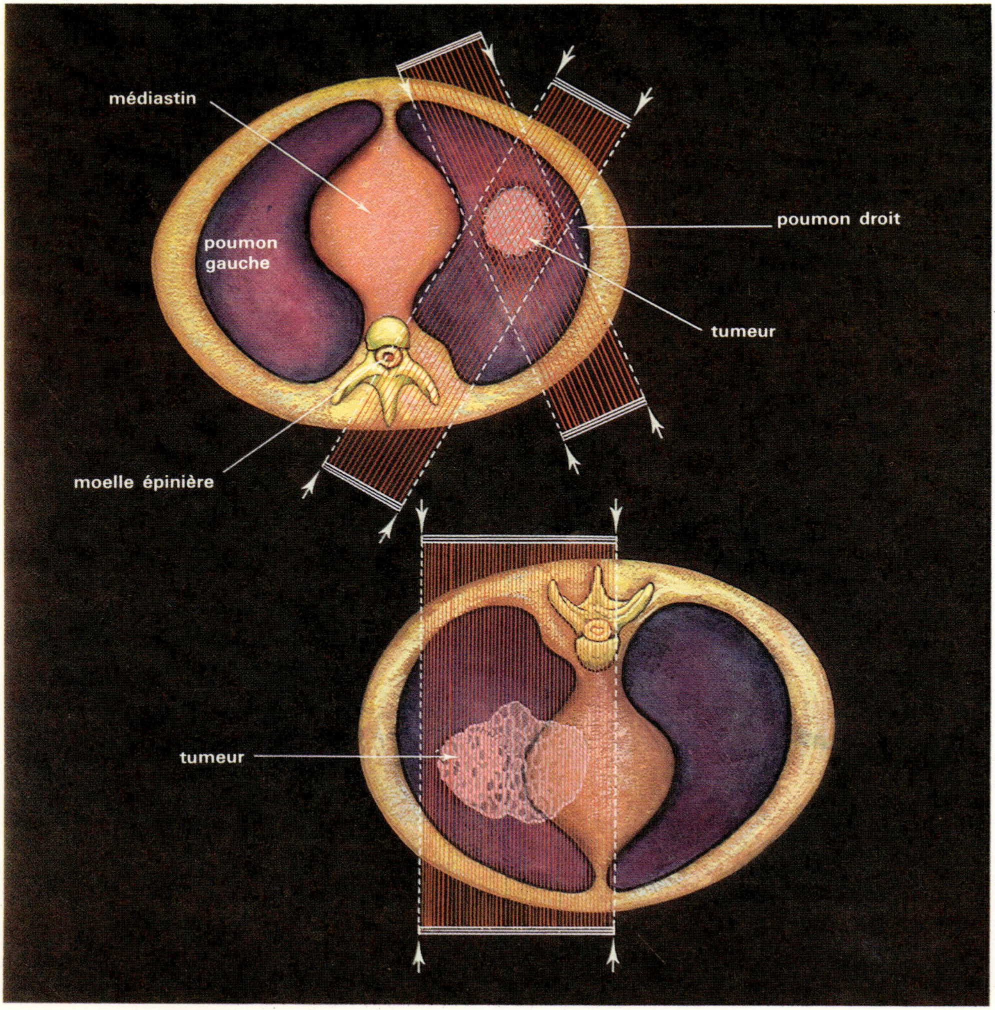

la tumeur où sont additionnées les doses de chacun des faisceaux, tandis que la dose atteignant la peau est répartie entre les diverses entrées. On obtient cette convergence en déplaçant le patient face à l'appareil, ou l'appareil face au malade.

Les progrès de la radiothérapie ne sont pas seulement dus à la construction d'appareils de plus en plus puissants et conformes aux dimensions du corps humain. Il a fallu, parallèlement, développer une technique extrêmement précise de calcul et de planification du traitement ainsi que de son contrôle. La dosimétrie clinique requiert la collaboration entre le médecin radiologue et une équipe de physiciens, de techniciens, qui n'est réalisable que dans les grands centres hospitaliers.

Chimiothérapie

Aujourd'hui, le médecin dispose de tout un arsenal de sédatifs, de toniques et d'analgésiques qui ont amélioré l'état du cancéreux, bien qu'ils ne soient pas toujours d'un grand secours pour les symptômes et les complications. Cependant, les médicaments les plus intéressants sont ceux qui agissent directement sur la tumeur.

Jadis, les moyens étaient fort limités et peu efficaces. On essayait, empiriquement, des combinaisons de métaux lourds, de même que des préparations à base d'iode et d'arsenic. Parmi les substances organiques, on administrait différentes sortes d'alcaloïdes, de colorants, d'extraits tumoraux, de toxines bactériennes et de vaccins non spécifiques.

Grâce à l'étude des mécanismes qui régissent l'action des hormones sur l'organisme, on a pu avancer considérablement dans ce domaine. En se fondant sur les ressemblances biochimiques que les cancers de la prostate et du sein conservent avec les tissus originaux, on a recouru à la castration pour éliminer les stimulations hormonales agissant sur le tissu sain. Chez les malades ayant répondu positivement à la castration, on a procédé à l'extraction des sources hormonales en rapport avec celles qui avaient déjà été supprimées, comme les glandes surrénales et l'hypophyse. On administrait, en outre, de fortes doses d'hormones à effets antagonistes synthétisées en laboratoire. C'est ainsi que les œstrogènes bouleversent le métabolisme des cellules de la prostate en les atrophiant et, de la même manière, leur effet peut être extrêmement bénéfique et durable si la prostate est atteinte de cancer. Les hormones mâles et femelles donnent des résultats non négligeables dans les cas de cancer du sein.

On a synthétisé divers types de préparations à action hormonale pour les faire

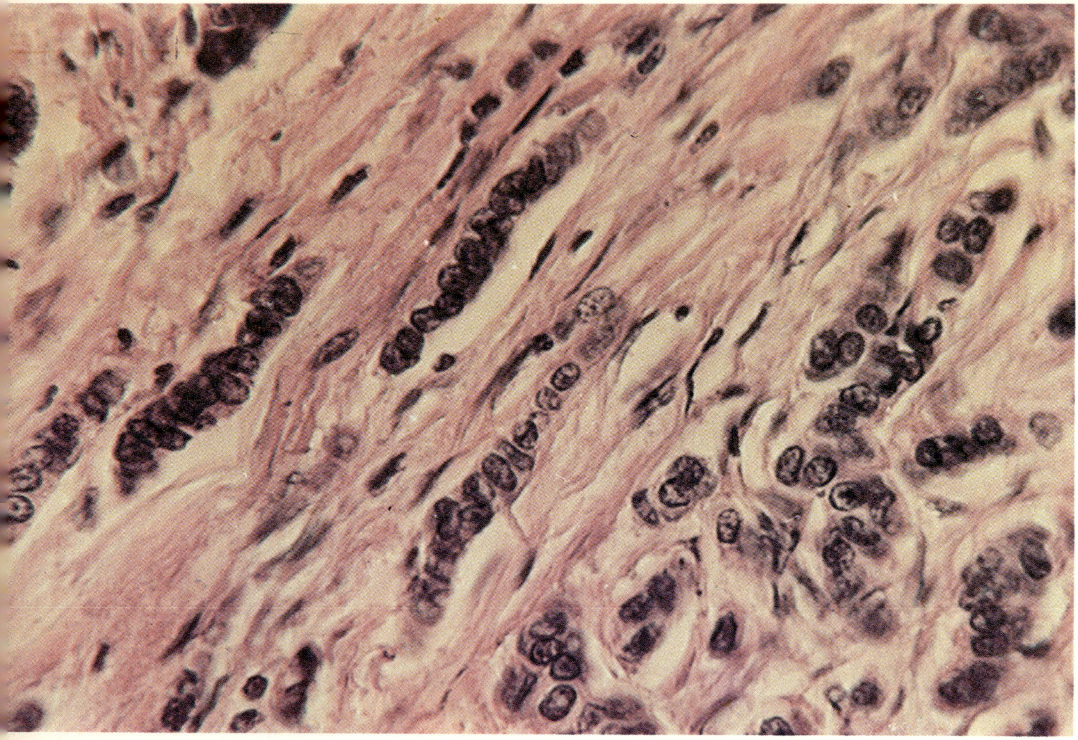

agir sur les tumeurs et réduire les effets secondaires pouvant être dangereux.

Les hormones agissent seulement sur les tissus hormonodépendants ; parmi ceux-ci, il faut trouver ceux qui réagiront favorablement au traitement. De plus, la disparition de la tumeur n'est jamais totale, car il arrive qu'elle résiste à l'hormone. Dans ce cas, on teste l'efficacité d'autres préparations, mais, généralement, l'effet est transitoire.

Simultanément à la découverte de l'action hormonale, on a trouvé des produits dont les effets rappelaient ceux des radiations. Qualifiés, pour cette raison, de radiomimétiques, ces produits furent l'objet d'études approfondies. Plusieurs substances ont, comme les radiations, la double capacité d'arrêter la division cellulaire et d'induire le cancer. On a constaté également que d'autres substances détruisaient les chromosomes et engendraient des mutations dans les cellules. A des doses plus faibles, les cellules traitées survivent jusqu'à la division suivante qui provoque leur mort. Ces expériences ont orienté les recherches vers une action sélective sur les cellules aptes à se diviser et sur les tissus tumoraux qui évoluent et prolifèrent le plus. On a ainsi identifié les groupes chimiques responsables de l'action de ces substances, on a modifié et synthétisé les

Carcinome du sein de forme squirrheuse. Le stroma extrêmement fibreux et la disposition des cellules néoplasiques sont tout à fait caractéristiques.

Adénocarcinome. Observer comment les cordons malins forment de multiples cavités glandulaires.

Sans nous assurer une guérison totale des tumeurs malignes, la thérapie hormonale est, de toute façon, fondamentale pour lutter contre certaines formes de cancer, notamment contre le cancer de la prostate et celui du sein.

L. F. LARIONOV

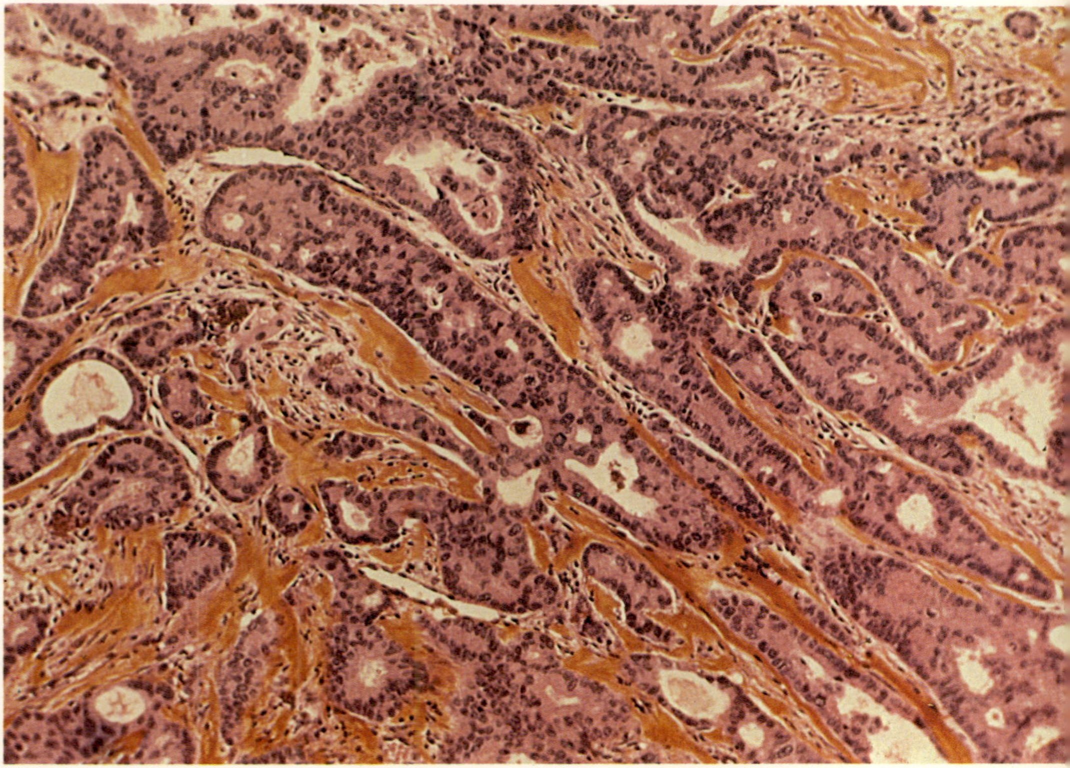

Centrifugation du liquide pleural d'un malade atteint de la maladie de Hodgkin qui envahit la plèvre. Au milieu, une cellule de Sternberg, caractéristique de cette affection.

produits pour amplifier leur activité et augmenter leur sélectivité, tout en réduisant leur effet sur les tissus sains.

Avant de conclure cette analyse des parallélismes entre la radiation et certains produits, il convient de souligner que ceux-ci affaiblissent l'immunité. On a profité de cette caractéristique pour augmenter la tolérance de l'organisme aux greffes d'organes.

D'autres substances pharmaceutiques agissent sur le cancer par des mécanismes très différents de ceux de la radiation ; elles sont souvent très utiles, même pour les tumeurs résistant aux radiations.

La chimiothérapie est fondée sur un phénomène de toxicité sélective. Le parasite, qu'il soit une bactérie ou un virus, ou encore une cellule cancéreuse, doit être entièrement détruit en endommageant le moins possible l'organisme qui l'abrite. L'idéal serait que le médicament réagisse avec un récepteur qui se trouve dans le parasite et lui soit essentiel, tout en étant absent de l'organisme. La situation de la chimiothérapie ne se présente toutefois pas ainsi ; en effet, la cellule cancéreuse n'a pas de fonctions différentes de celles du tissu originel et, la plupart du temps, l'application des médicaments doit se fonder sur des différences plus quantitatives que qualitatives.

La chimiothérapie ouvre de nouvelles voies au traitement du cancer qui sont fermées à la radiothérapie ainsi qu'à la chirurgie. La chimiothérapie s'attaque aux cellules encore limitées à la tumeur primitive et, en même temps, aux cellules disséminées dans l'organisme, ce qui permet de traiter les maladies généralisées et peut-être de prévenir les métastases. Cependant, la recherche de nouveaux produits se heurte aux problèmes moraux impliqués par l'expérimentation humaine. Par ailleurs, l'expérimentation animale doit être effectuée sur un grand nombre d'animaux, dans des conditions strictement identiques et contrôlées pendant un laps de temps très long afin de découvrir les effets tardifs ; il est cependant toujours risqué d'extrapoler aux êtres humains.

Le choix des substances expérimentales n'est pas plus aisé. Logiquement, il faudrait découvrir les défauts propres au cancer, mettre au point des médicaments spécifiques, peu toxiques qui, administrés en doses suffisantes, anéantiraient les cellules modifiées. Hélas ! nous n'en sommes pas encore là ! Il nous reste à parfaire nos connaissances de base pour pouvoir avancer dans cette voie. La meilleure solution consisterait à rendre normales les cellules transformées et à les soumettre au contrôle de l'organisme. Nous avons déjà fait quelques pas en avant : d'abord, dans le perfectionnement des critères et techniques

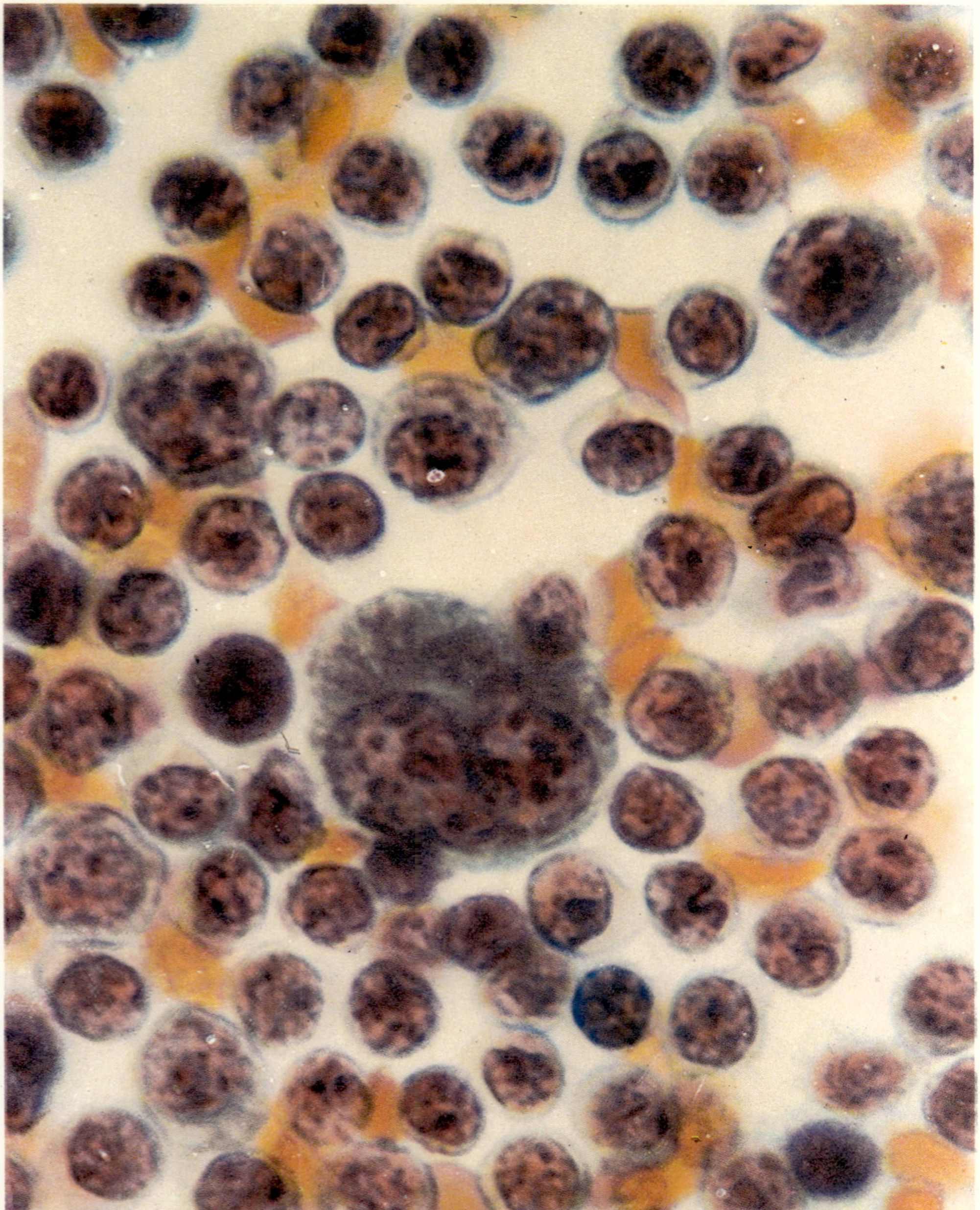

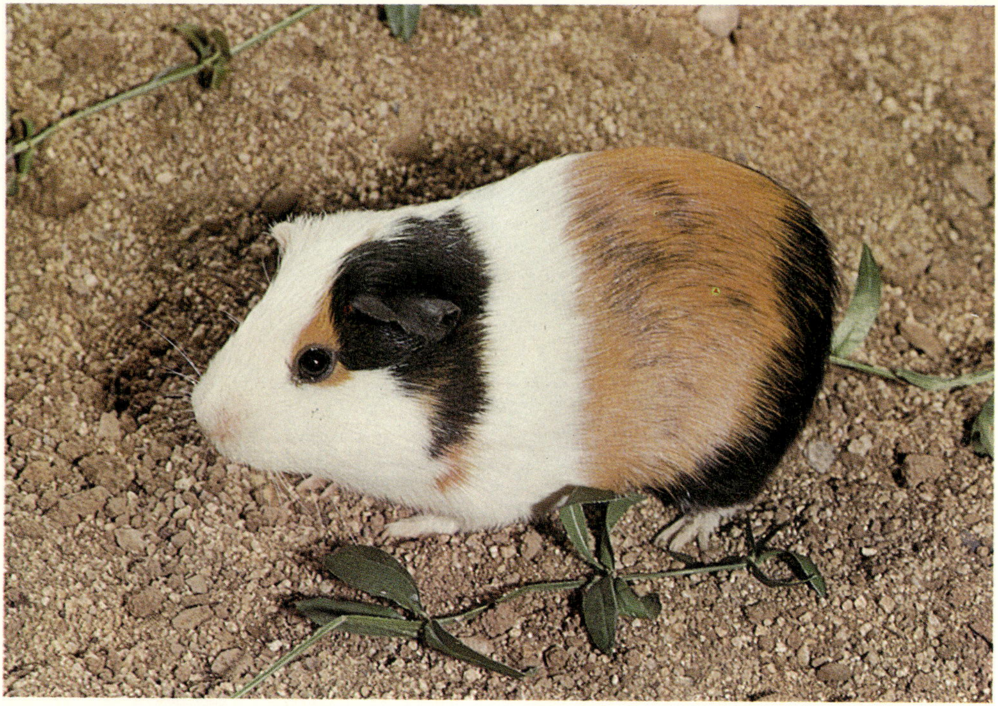

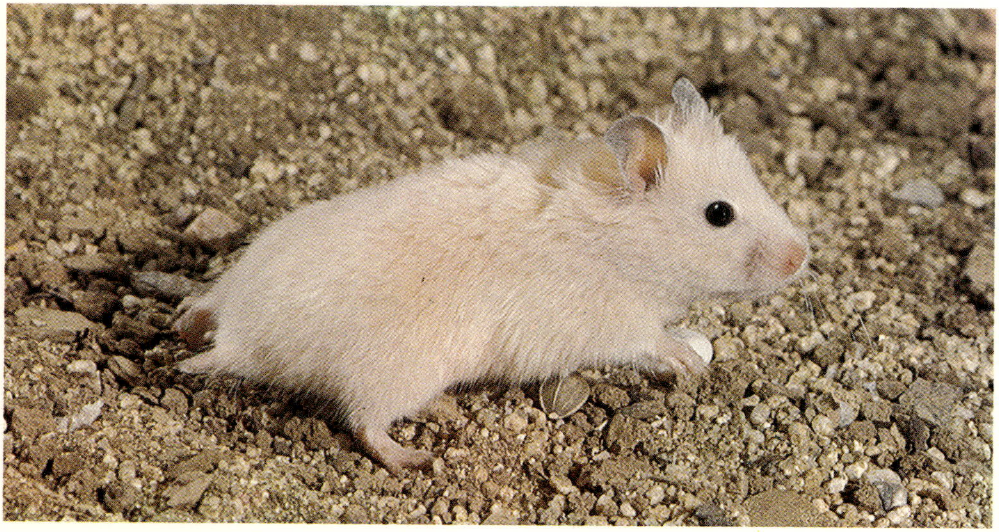

Les cobayes, les hamsters et les souris blanches sont les animaux utilisés généralement pour expérimenter les nouveaux produits chimiques destinés à l'oncologie.

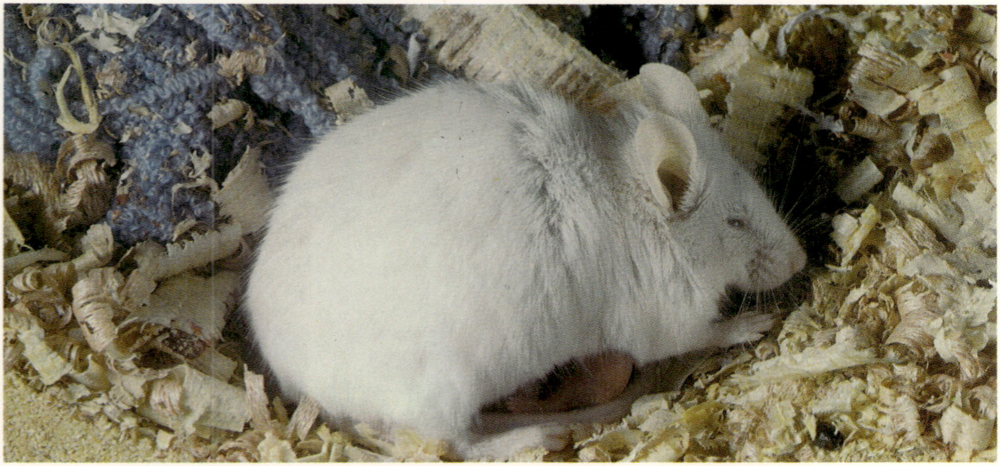

d'expérimentation en laboratoire ; deuxièmement, en combinant des médicaments dont le rôle biochimique est distinct et complémentaire puis en empêchant, par exemple, la cicatrisation des lésions causées par les radiations et les produits chimiques.

Aujourd'hui, rares sont les formes de cancer qu'on peut guérir à l'aide de la seule chimiothérapie, ce qui s'explique en partie par le fait qu'aucun médicament ne peut agir de façon sélective sur la tumeur et que les effets secondaires limitent leur emploi. De plus, ils sont absolument contre-indiqués dans certains cas, l'efficacité de la chirurgie et la radiothérapie étant supérieures.

D'autres types de tumeurs — comme la leucémie — relèvent sans aucun doute des différentes formes de la chimiothérapie.

Cette maladie a souvent été maîtrisée depuis qu'elle est traitée par la chimiothérapie. Nous parvenons à guérir certaines leucémies, à améliorer et à prolonger la vie de la plupart des malades. Parfois, il faut associer la chimiothérapie à la chirurgie et à la radiothérapie.

Du point de vue le plus actuel, ces trois thérapeutiques tendent à réduire le nombre de cellules tumorales présentes dans l'organisme, dans la masse de la tumeur primitive ainsi que dans les foyers métastatiques.

Immunothérapie

L'immunité est la réponse de l'organisme aux molécules étrangères qui se sont formées ou qui ont pénétré dans le corps sous forme de virus, de bactéries, de cellules tumorales, de parasites, etc.

Les réactions immunitaires sont des phénomènes naturels, hautement sélectifs, capables de discerner parfaitement entre le normal et l'anormal, à la différence de la radiothérapie et de la chimiothérapie dont l'action est peu discriminatoire.

Il est possible de renforcer médicalement les réactions immunitaires, soit par des mécanismes spécifiques, soit par des mécanismes non spécifiques.

Les mécanismes spécifiques peuvent être actifs (administrer au patient atteint d'une tumeur des produits élaborés à partir de la tumeur elle-même) et passifs (administrer des lymphocytes et des anticorps appartenant à d'autres individus immunisés).

Les mécanismes non spécifiques ont pour but d'intensifier l'immunité générale du patient; on utilise fréquemment le BCG (vaccin contre la tuberculose) et d'autres substances équivalentes que l'on inocule dans la tumeur ou dans une autre partie du corps.

Une vaccination préventive serait sans doute plus efficace, car, plutôt que de lutter contre une tumeur déjà installée, on éviterait son développement initial. Nous ne sommes pas encore en mesure de le réaliser, bien que les travaux entrepris dans ce domaine soient importants.

Lutte contre le cancer

Les médecins et le cancer

Les centres et les hôpitaux spécialisés ont de multiples tâches à remplir, notamment dans le domaine de la recherche : essayer de nouvelles méthodes de diagnostic et de thérapeutique, former les nouveaux spécialistes, diffuser les connaissances et techniques de soins et surtout orienter le diagnostic précoce ainsi que la prévention du cancer. Mais ils ne peuvent s'occuper de tous les patients relevant de leur zone d'influence. La plupart d'entre eux seront traités et diagnostiqués par des médecins situés en dehors des centres spécialisés ; la société doit donc faciliter et stimuler leur travail, en ouvrant suffisamment de centres oncologiques et en les dotant de moyens adéquats. Au cours de leur formation, tous les médecins apprennent à déceler le cancer, les spécialistes étant armés pour diagnostiquer les cancers rencontrés dans leur spécialité. Pourtant, le médecin découvre peu de cancers, il est centré sur d'autres affections et sur d'au-

Un exemple d'immunothérapie : le patient respire de l'air pur, exempt de germes, à l'intérieur d'une sphère en plastique.

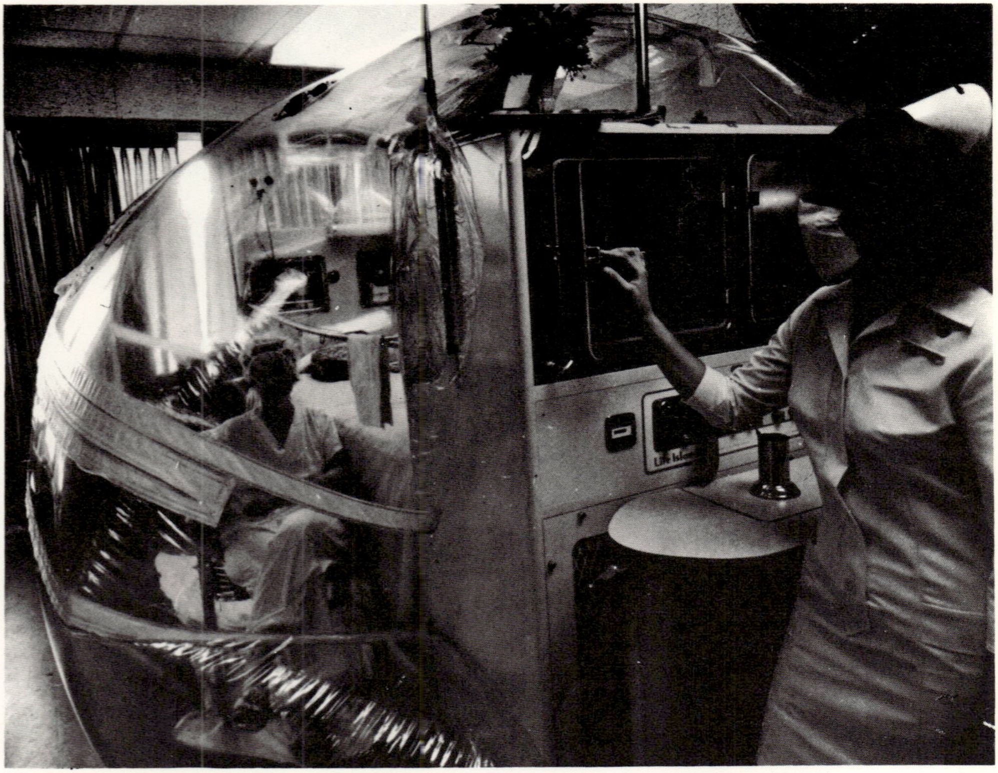

tres problèmes. D'autre part, les spécialistes sont habitués à n'être confrontés qu'aux tumeurs spécifiques à leur domaine propre, ce qui limite leur champ d'action, étant donné l'extrême variété de symptômes à travers lesquels se manifeste le cancer.

C'est dire qu'un spécialiste peut émettre un diagnostic erroné et, par conséquent, créer un faux sentiment de sécurité ainsi qu'une perte de temps considérable, bien que difficilement mesurable.

Le cancer a une incidence croissante. Aussi n'importe quel élément est-il à pren-

Tumeur bénigne sous-cutanée.
Sa structure correspond à un lipome.

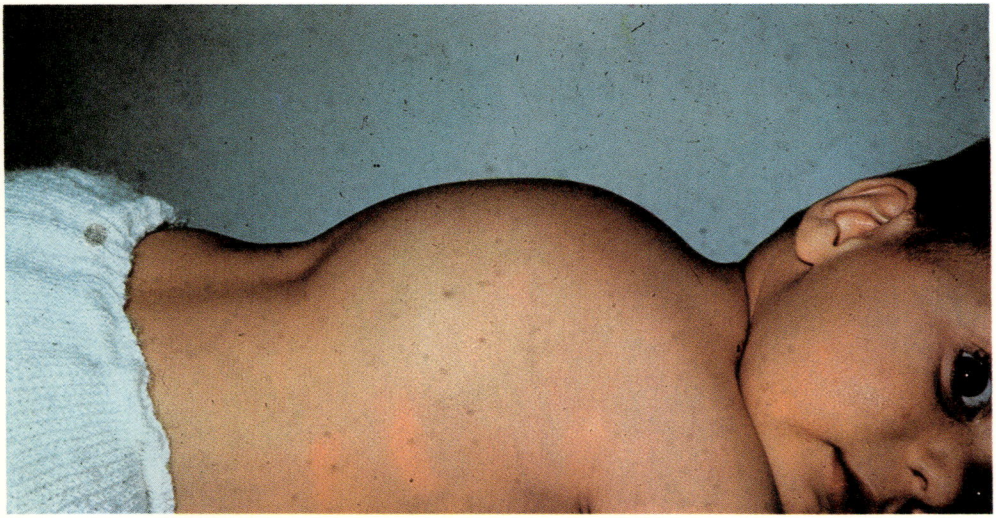

dre en considération pour poser le diagnostic.

Il est nécessaire de ne pas négliger les affections dont on ne voit pas clairement ce qu'elles recouvrent, en particulier lorsqu'elles deviennent chroniques et ne répondent à aucun traitement. Ne pas perdre de temps signifie traiter suffisamment tôt une tumeur localisée avant que le cancer ne se généralise, c'est-à-dire en ayant une chance de guérir le malade avant qu'il ne soit trop tard.

Malgré tous les efforts, bien des cancers sont diagnostiqués tardivement. L'oncologie, cette nouvelle branche médicale, est destinée à organiser les nombreux et importants problèmes actuels soulevés par le cancer.

Pour se consacrer à cette discipline, il faut s'intéresser tout spécialement aux tumeurs et se soumettre à un entraînement spécialisé.

Les oncologistes doivent provenir de tous les secteurs de la médecine : chirurgie, radiothérapie, médecine générale et toutes les autres spécialités. L'oncologie est un travail d'équipe. L'apprentissage des oncologistes est aussi bien théorique que pratique : d'un point de vue théorique, ils sont familiarisés avec l'histoire naturelle

Deux tumeurs bénignes du thymus ; l'une d'elles, sectionnée, rend visible la polylobulation du tissu.

des tumeurs, notamment de celles qui touchent à leur spécialité et, principalement, avec les techniques qui ne leur sont pas coutumières, ce qui est primordial pour la thérapeutique de même que pour le diagnostic.

La formation pratique consiste en un stage plus ou moins prolongé dans un centre de cancéreux, dirigé par des médecins spécialisés en oncologie.

Les cancérologues doivent être experts dans le diagnostic ainsi que dans le traitement du cancer ; dans les techniques et les modèles les plus efficaces, c'est-à-dire les plus rapides, certains et rentables.

L'oncologie s'est imposée de façon prioritaire dans certains pays très avancés, pour résoudre tous les problèmes soulevés par l'assistance du cancéreux. Elle doit explorer tout l'organisme, car les tumeurs, et entre autres le cancer, naissent dans tous les tissus et se répercutent sur l'état général du malade.

Les caractères communs à toutes les tumeurs et à l'évolution des patients nous éclairent au sujet de la nature de la maladie et nous indiquent comment la traiter.

Le cancérologue se doit de connaître l'*Histoire naturelle des tumeurs.* Cependant, si l'oncologiste n'avait que cette seule préoccupation, il serait un naturaliste ou bien un scientifique, mais il ne serait pas un médecin.

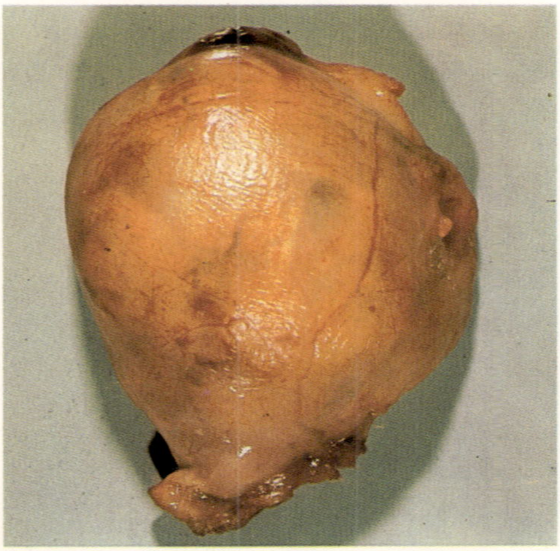

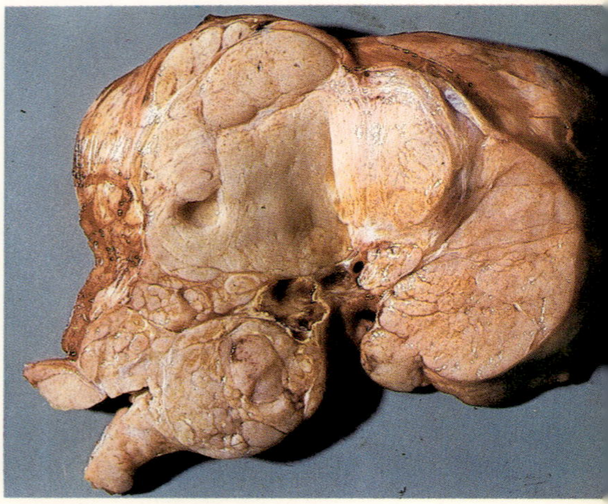

Ce bâtiment, situé à Lyon, est un don des autorités françaises à l'I.A.R.C. (International Agency for Research on Cancer).

Aucune technique médicale n'est étrangère à l'oncologie, mais aucune ne lui appartient exclusivement. Pourtant, l'oncologie clinique a des critères et des méthodes spécifiques d'utilisation de ces techniques, tant dans le diagnostic que dans le traitement ; ce qui caractérise et définit l'oncologie clinique, c'est que les thérapeutiques sont combinées et associées selon une séquence établie par l'équipe d'oncologistes et contrôlée par l'étude statistique des résultats.

L'oncologie est extrêmement autocritique, car les résultats obtenus jusqu'à maintenant ne sont guère satisfaisants ; le seul moyen d'améliorer ces résultats consiste à poursuivre sans répit les recherches entreprises.

Les cancérologues ne peuvent ni ne doivent toutefois prétendre à l'exclusivité dans le diagnostic du cancer. Celui-ci est un bien trop vaste problème. L'oncologiste est obligé d'apprendre toutes les spécialités, de diffuser ses connaissances ainsi que ses expériences à tous les niveaux médicaux.

La lutte contre le cancer requiert la participation active de tout le corps sanitaire.

Pour ce faire, il convient de développer la communication entre les médecins, pour les informer et pour mettre à leur disposition tous les moyens techniques nécessaires.

Associations de lutte contre le cancer

La lutte contre le cancer repose, d'une part, sur les connaissances scientifiques et, d'autre part, sur la mobilisation ainsi que sur l'organisation des ressources matérielles et morales de la société. L'assistance du cancéreux est problématique et coûteuse. Il faudra, à l'avenir, une organisation extrêmement efficace pour soigner un grand nombre de cancéreux, car la population et la durée de la vie seront croissantes. Le cancer n'est, en effet, pas seulement un problème technique propre aux médecins, il prend une dimension sociale grandissante.

Cette lutte doit faire appel à des planificateurs, à des administrateurs et à des hommes politiques. Elle doit mobiliser toute la société et les progrès acquis profiteront à tous les malades.

Il revient à l'Etat de décider des mesures à prendre depuis l'enseignement de la médecine jusqu'au mode et au lieu de travail des médecins ; il s'agit de créer de grands hôpitaux, des centres spécialisés, avec des équipes onéreuses, un personnel sanitaire, technique et auxiliaire.

L'initiative privée n'est d'ailleurs pas à exclure de ce combat contre la maladie. Dans presque tous les pays, les organismes privés ont devancé les réglementations

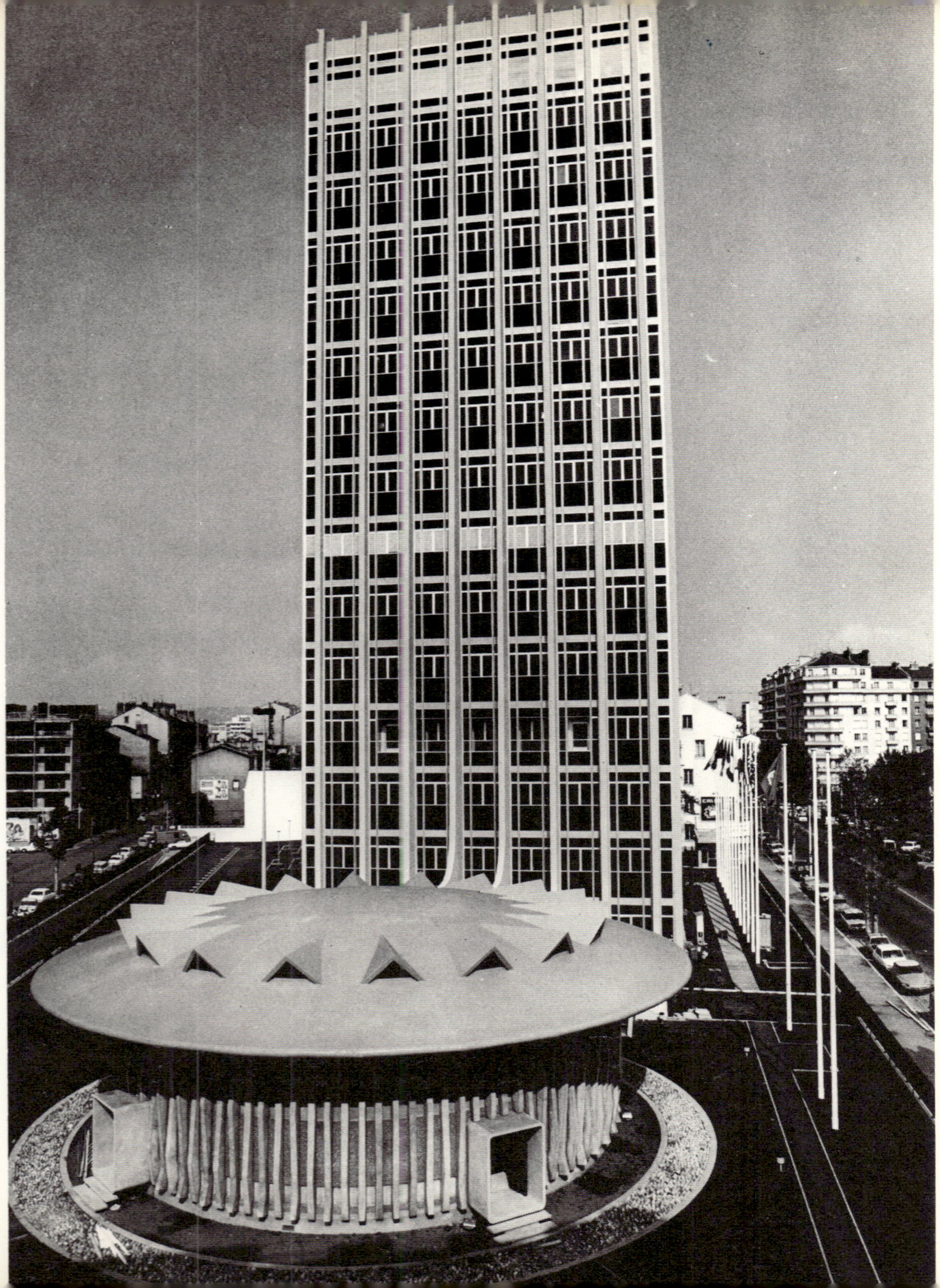

Tous les gouvernements doivent créer de grands hôpitaux comprenant des équipements coûteux et un personnel spécialisé.

gouvernementales qui viennent renforcer par la suite ce qui s'est révélé utile. Aux Etats-Unis, l'American Cancer Society a pris une importance considérable en recueillant et en administrant des fonds énormes, en organisant l'enseignement et la publication de textes d'oncologie, en perfectionnant les méthodes de diagnostic et les thérapeutiques.

Très récemment, le Gouvernement des Etats-Unis a fait voter un programme de lutte massive contre le cancer ; les moyens mis en œuvre sont aussi spectaculaires que ceux qui ont permis la conquête de l'atome et les voyages dans l'espace.

Or, l'action gouvernementale n'a pas réduit les activités de l'American Cancer Society, qui jouit toujours de la confiance

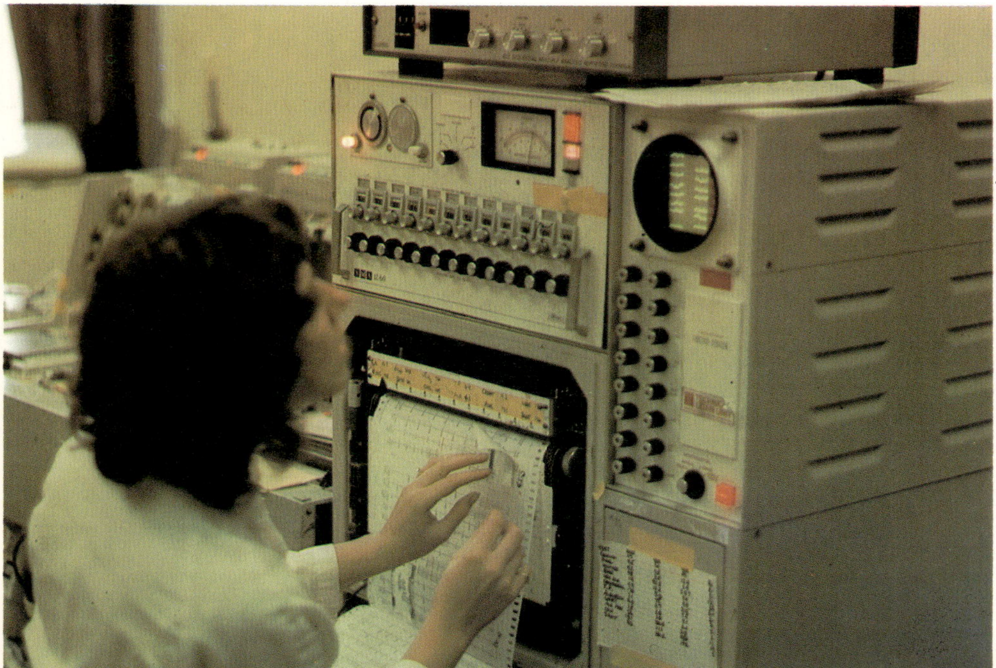

et du soutien du peuple américain. Les autres pays devraient agir dans le même sens ; il serait donc opportun d'analyser et de programmer avec attention l'entreprise des associations volontaires de lutte contre le cancer.

Ces organisations présentent plusieurs caractères communs. D'abord, elles ont tendance à se généraliser ; elles existent, effectivement, dans la plupart des pays développés. En second lieu, il est logique qu'elles adoptent des formes diverses selon la situation politique, économique et sanitaire du pays ; elles s'adaptent donc en tenant plus ou moins compte des structures de l'Etat. Enfin, elles naissent toutes sur l'initiative d'un groupe de particuliers, elles ont pour but d'attirer l'attention de l'opinion publique sur le cancer, de susciter l'intervention des pouvoirs publics et d'établir des connexions au niveau international (Union internationale contre le cancer).

On peut grouper de la façon suivante les multiples activités de ces organisations : éducation sanitaire et propagande, formation d'un personnel spécialisé, assistance et promotion de toutes les recherches capables d'influer aujourd'hui et demain sur le cancer.

Education sanitaire et propagande

C'est l'activité la plus spécifique de ces entreprises nationales. Par leur implantation dans la population, elles aident le public à surmonter les obstacles liés à la peur, à l'ignorance et à l'existence de charlatans.

Cette mission éducative doit aboutir à convaincre la société que, si le cancer est une maladie très grave, on peut toutefois le maîtriser.

Seul un public sérieusement informé des difficultés et des possibilités réelles pourra être mobilisé sans être pour autant obsédé par le cancer.

Cette tâche d'information n'est pas facile à accomplir lorsqu'on se réfère à des problèmes généraux qui ne semblent affecter personne en particulier, jusqu'au moment où il est trop tard. Ainsi, les campagnes contre le tabac ont obtenu de piètres résultats. Ce travail informatif est facilité quand nous sommes en présence de populations restreintes et exposées à des risques concrets ; par exemple, les cancers professionnels qui touchent les travailleurs industriels.

Les moyens audio-visuels ainsi que la presse offrent de puissants recours pour les campagnes éducatives.

Dans certains pays, des journaux consacrent une rubrique à l'éducation sanitaire. Celle-ci doit cependant être effectuée avec soin, sur des bases rigoureusement scientifiques.

Section d'un carcinome bronchique du poumon qui correspondait à un carcinome indifférencié à grandes cellules. A gauche, une veine ouverte (le petit carré jaune mesure à peu près 1 cm²).

Cristaux biréfringents de talc observés à la lumière polarisée sur un ganglion dont on pense qu'il est tumoral.

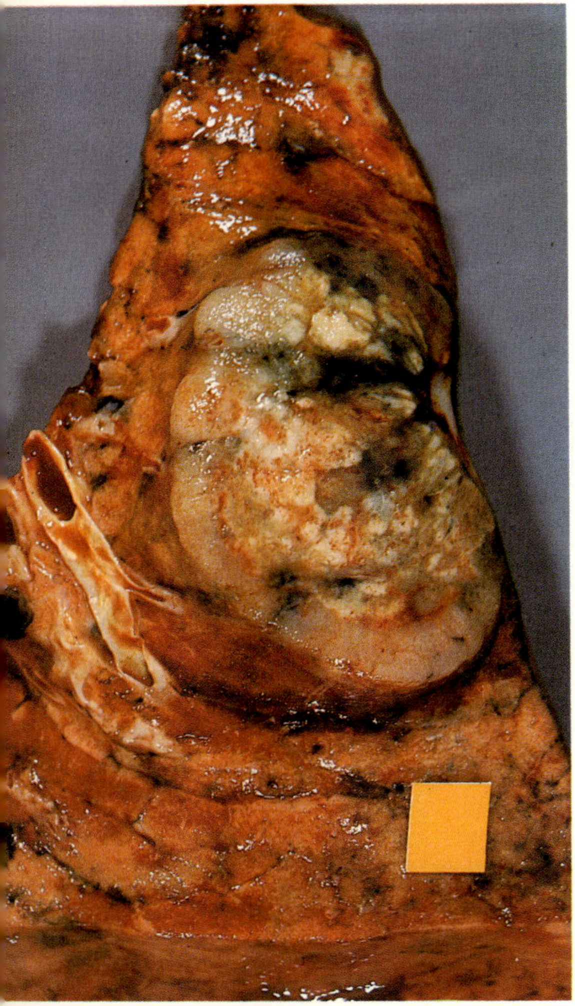

Formation du personnel

Toute organisation et toute campagne sanitaire exige un personnel qualifié en matière technique, dans l'administration, les relations publiques, le secrétariat, etc. Les organismes volontaires se heurtent surtout aux problèmes posés par le recrutement et par la formation de leurs collaborateurs, dont ils doivent, en outre, garantir l'emploi.

La formation du personnel technique s'effectue dans deux directions : le *perfectionnement* à tous les niveaux et dans tous les secteurs, la création d'écoles de *spécialisation*. Il convient donc d'organiser des cours d'information et de diffusion des connaissances oncologiques. Les écoles se consacreront à la formation de techniciens en oncologie. Elles devront recourir aux bourses et aux subventions, elles planifieront leurs revenus afin de les destiner aux techniques les plus actuelles qui ne sont pas encore développées par les structures officielles (diagnostic précoce et cytologie, hautes énergies, nouvelles méthodes de diagnostic, etc.).

Assistance et création de centres spécialisés

Dans beaucoup de pays, l'organisation sanitaire n'est pas en mesure d'assister tous les cancéreux et laisse le champ libre aux initiatives privées. Cependant, dans la plu-

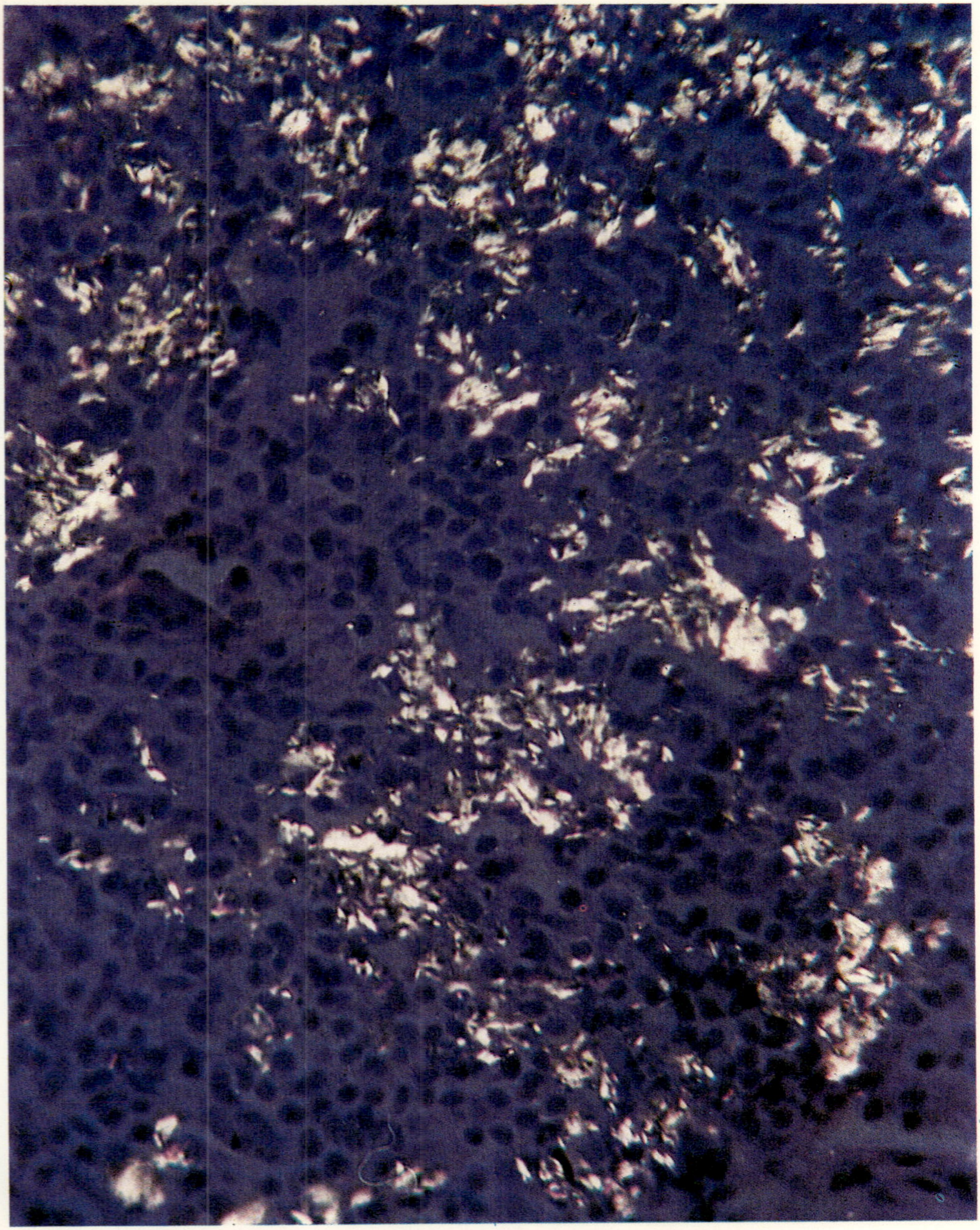

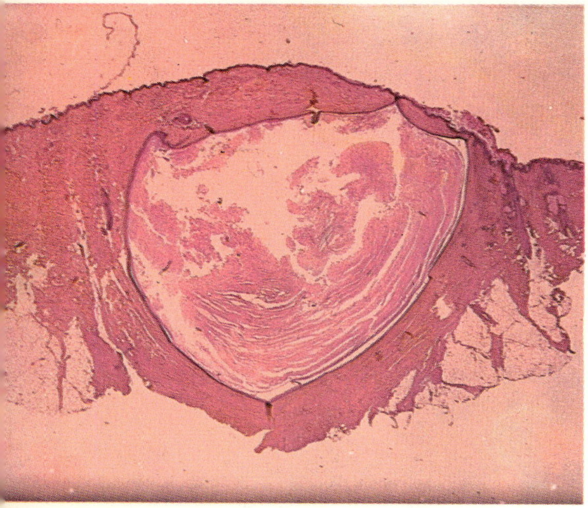

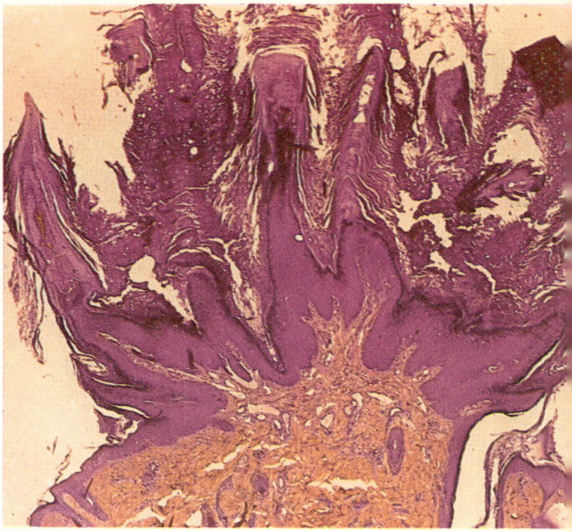

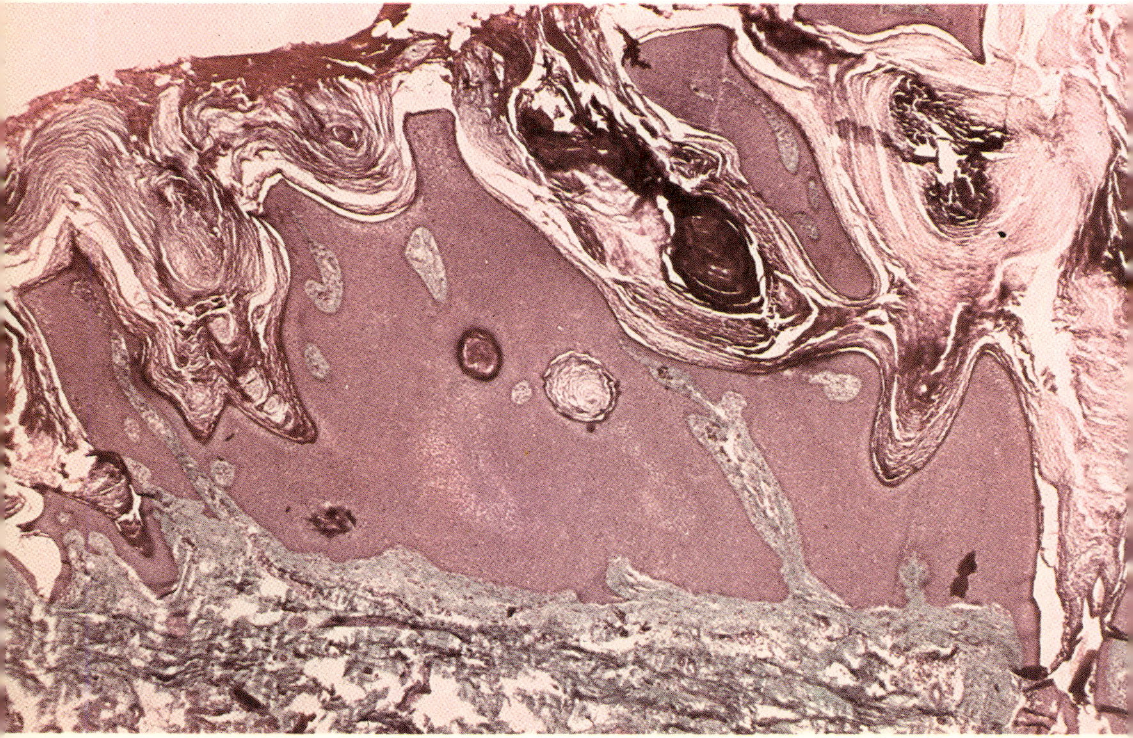

Lésions bénignes de la peau.
En haut, à gauche, un kyste épidermique ;
en haut, à droite, un papillome.
En bas, une verrue séborrhéique.

part des pays, il ne s'agit pas de suppléer cette initiative privée, mais de perfectionner et de compléter une assistance insuffisante.

L'assistance au cancéreux ne requiert pas seulement un grand effort de la part de l'organisation sociale, mais également une immense solidarité humaine. Lorsque les hôpitaux spécialisés existent déjà, il convient de réinsérer le malade dans la vie sociale, d'organiser les soins à domicile, etc.

C'est pourquoi ces types d'associations subsistent et prolifèrent même dans les pays dont les structures sanitaires sont fort développées.

Enfin, il revient aux organisations de lutte contre le cancer de promouvoir les activités pouvant contrôler davantage cette maladie.

L'acquisition d'équipes instrumentales coûteuses, l'incitation à la recherche, le financement de centres, d'hôpitaux spécialisés, de collèges et d'écoles contribuent à réaliser cette vaste entreprise qui doit toujours être en liaison avec les autorités gouvernementales.

Prévention

L'expérimentation en laboratoire est fondamentale pour obtenir les informations permettant d'envisager une action à long terme. Par contre, grâce à la prévention et au diagnostic précoce du cancer, on est en droit d'attendre des résultats immédiats. Il n'y a pas si longtemps que l'on songe à la prévention en matière oncologique et, aujourd'hui, cette démarche est adoptée dans le monde entier.

En médecine, la prophylaxie s'impose toujours, mais elle prend, en oncologie, une dimension fondamentale : elle doit, bien sûr, tenir compte des éléments cliniques, mais également de la planification, de l'organisation, du financement, de la législation et même de l'éducation de la société. La prophylaxie se penche aussi sur les problèmes antérieurs à l'apparition du cancer et tend à prévenir l'exposition aux facteurs cancérigènes endogènes et exogènes.

On arrive de plus en plus à identifier les situations au cours desquelles le fœtus court un risque de cancérisation pendant la vie intra-utérine. Chez l'homme, la transmission d'un virus au fœtus par voie placentaire n'a pas été prouvée ; nous savons, toutefois, qu'il faut éviter d'administrer certains médicaments à la femme enceinte, qu'elle ne doit pas être exposée à des radiations et que l'on doit prévenir diverses maladies infectieuses.

On a constaté que l'incidence et les formes cliniques du cancer prédominant dans différents pays ne se retrouvent pas de

Tumeur bénigne de la paroi de la matrice, formée par une musculature lisse.

Section médiane de deux ganglions métastatiques de l'aisselle par un carcinome pulmonaire ; les zones jaunâtres correspondent à des zones de nécrose.

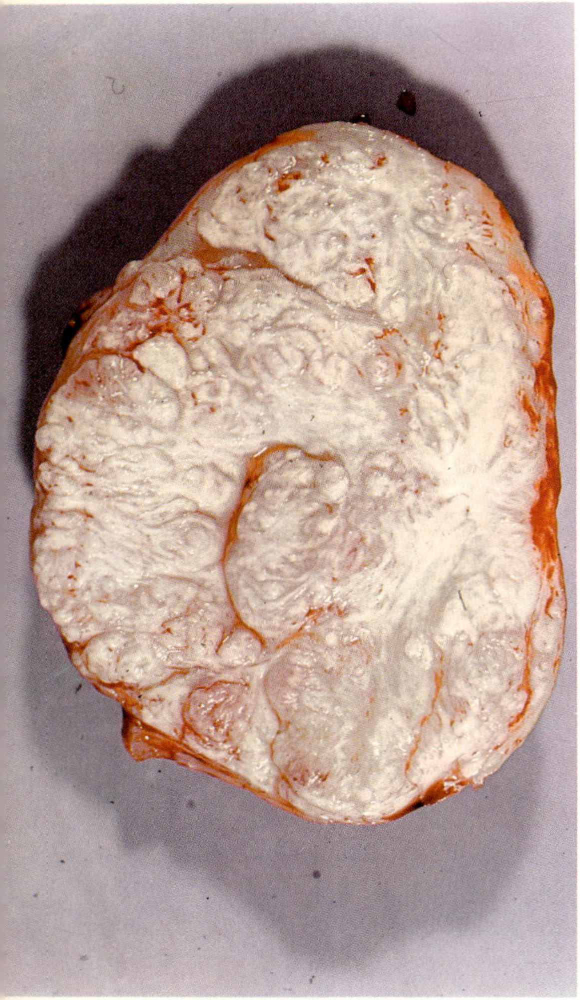

façon identique chez les jeunes et chez les adultes (au Japon, le cancer de l'estomac est beaucoup plus fréquent qu'aux Etats-Unis ; en revanche, celui du sein apparaît dans une moindre proportion). Les différences géographiques pourraient dépendre des facteurs génétiques, mais les populations qui émigrent transforment rapidement les tendances d'origine, montrant par là que les facteurs exogènes jouent un rôle plus important.

Soixante-quinze pour cent des cancers humains sont causés en grande partie par l'environnement ; c'est pourquoi la prévention a pour tâche de découvrir et de combattre tous les composants du milieu capables d'être cancérigènes. Actuellement, on parle beaucoup de la pollution cancérigène du milieu ambiant et l'on affirme que le cancer est une maladie propre à la société industrielle. Pourtant, ces facteurs ambiants ne sont pas nouveaux, bien que certains éléments de la société actuelle aient certainement une influence sur les maladies cancérigènes ; ces facteurs doivent être isolés pour qu'on puisse déceler les causes principales du cancer humain ; par ailleurs, le travail prophylactique sera facilité grâce à la réduction ou à la suppression des facteurs responsables.

On peut espérer de grands progrès dans ce domaine, même si les difficultés que doit vaincre la prévention du cancer

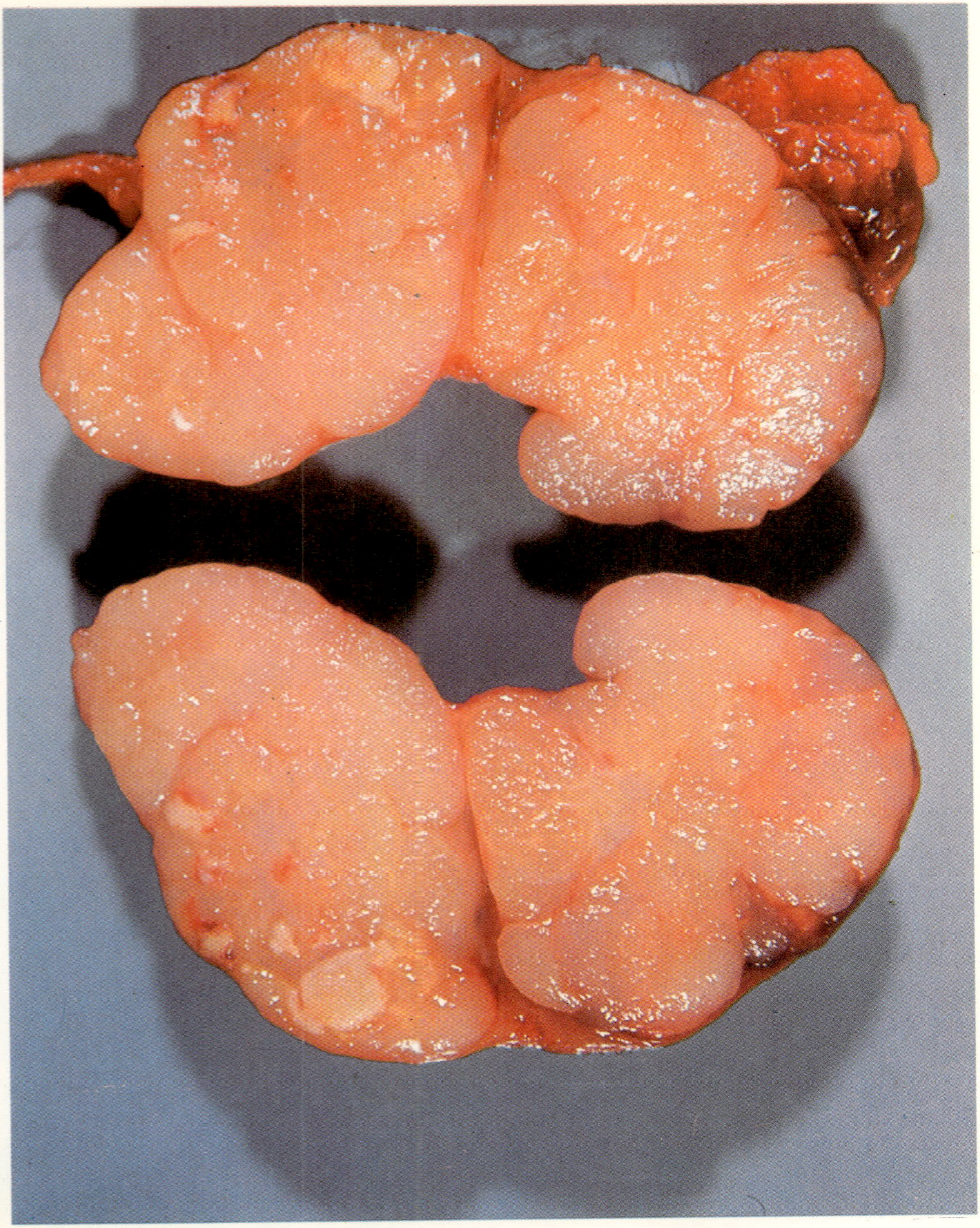

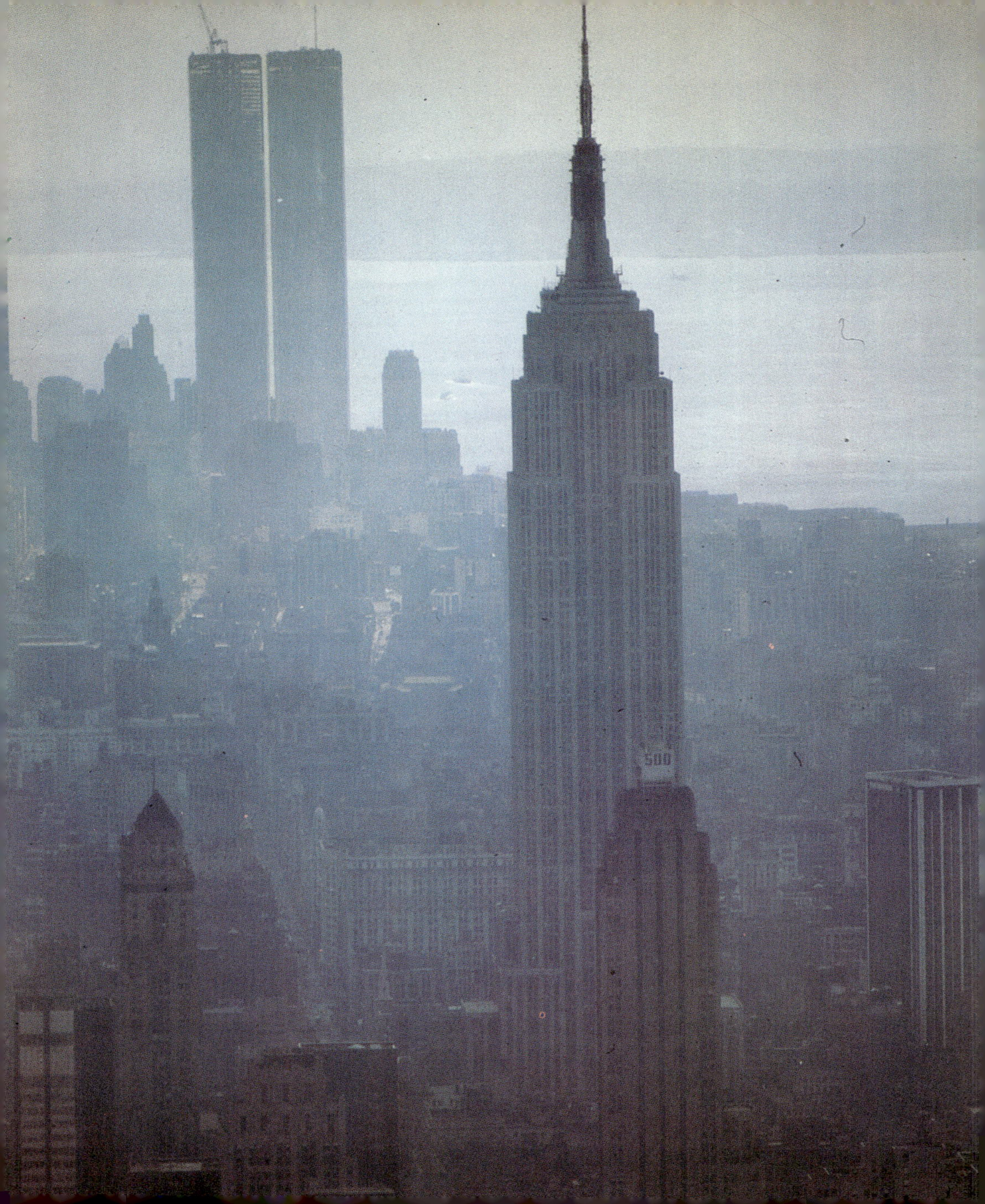
500

La pollution ambiante de notre société technique et industrielle est l'un des nombreux facteurs qui ont mis le cancer au rang des maladies les plus courantes et les plus graves de notre époque.

sont fort complexes. Il ne suffit pas de circonscrire les causes, il faut intervenir dans le comportement humain et social, en intensifiant l'éducation sanitaire, l'hygiène publique, privée et industrielle. Le tabac est sans doute l'exemple le plus probant. Il n'a pas suffi de faire une découverte et d'informer qu'il existe une relation entre le nombre de cigarettes fumées et la mortalité par cancer du poumon. Il n'a pas été non plus suffisant d'apprendre que, même si l'on a fumé pendant de longues années, l'abandon de cette habitude diminuait de façon significative le risque du cancer.

D'autre part, reconnaître qu'il y a un risque cancérigène ne peut empêcher l'usage de l'agent responsable. Il en est ainsi des radiations naturelles comme des radiations produites par l'homme. La radiologie médicale est utile pour diagnostiquer et traiter de nombreuses maladies. Les radiations atomiques constituent une source d'énergie indispensable aux besoins de l'humanité. Le bronzage solaire est aussi généralisé et l'on en abuse. Il faut bien admettre que les espèces vivantes se sont développées dans une ambiance d'énergie radiante et que le risque naît et grandit avec les niveaux excessifs atteints par les radiations dans certaines circonstances.

Il faut distinguer les normes de prévention de la population en général de celles qui s'adressent à des groupes limités. Les premières, par leur généralité, se doivent d'être rigoureuses et impliquent l'action du gouvernement. Par exemple, en ce qui concerne la réglementation des colorants, des additifs, des édulcorants et autres produits dans l'alimentation et l'industrie pharmaceutique. Il n'est pas nécessaire d'avoir les preuves expérimentales que les cyclamates ont un effet cancérigène pour en interdire l'utilisation.

La prévention des groupes restreints doit déterminer quels sont les facteurs incriminés et empêcher que les êtres humains n'y soient exposés, notamment les travailleurs industriels qui risquent d'être atteints de cancers professionnels. De même, les explorations radiologiques pouvant induire une leucémie ou un cancer, on est amené à perfectionner les appareils et à réduire au minimum le temps d'exposition des patients. Ensuite, après avoir défini un groupe à risque élevé en tenant compte des conditions d'âge, de sexe, de race, etc., il convient de planifier, de réaliser et de contrôler des programmes de dépistage auprès de la population exposée, le plus connu étant le dépistage du cancer génital chez la femme.

En plus des moyens matériels, la prévention requiert une éducation sanitaire permanente. On doit d'ailleurs signaler en sa faveur les bénéfices cliniques immé-

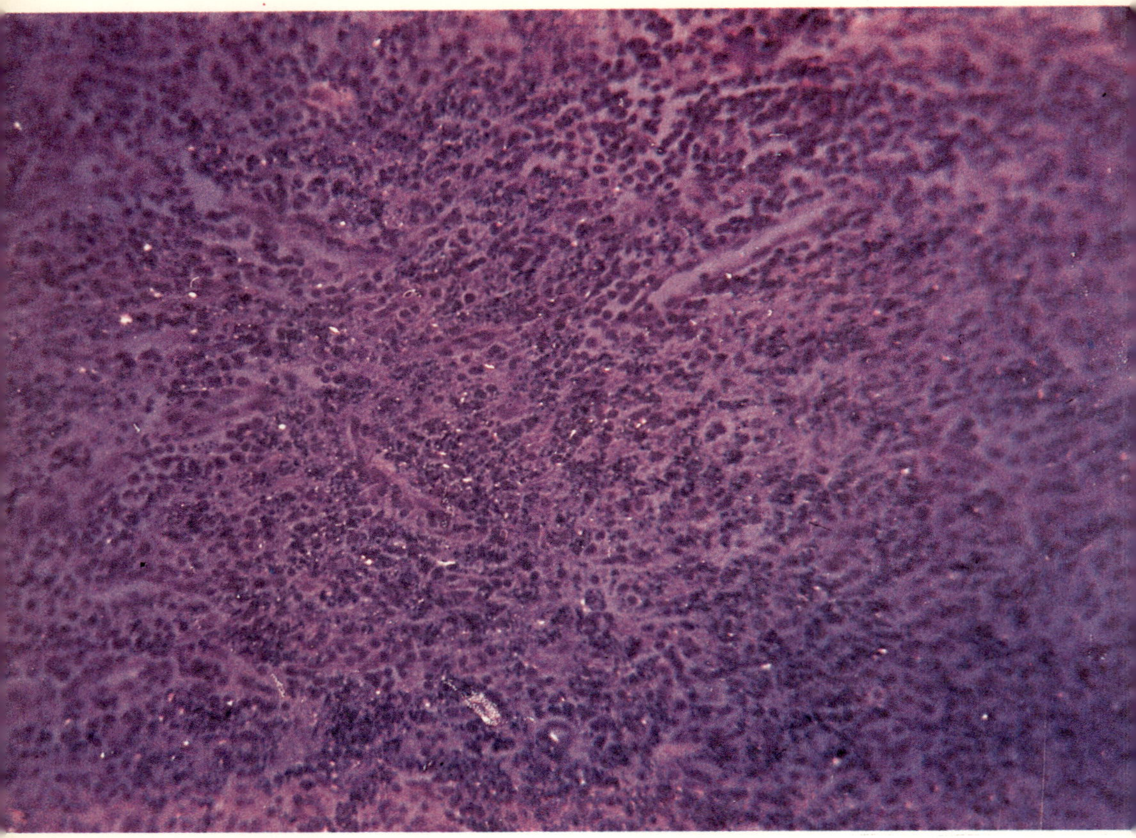

diats, les renseignements que le diagnostic des lésions prémalignes et du cancer *in situ* nous a apportés sur les phases primitives de l'histoire naturelle des tumeurs.

Diagnostic précoce

Pour tous les types de cancer, le pourcentage de guérisons oscille entre 35% et 40%. On pourrait doubler ce chiffre si l'on appliquait systématiquement toutes les méthodes de détection et de diagnostic, c'est-à-dire si le cancer était découvert précocement, au moment où il est encore curable. Lorsqu'on examine le nombre de survivants au bout de cinq ans, on s'aperçoit que le nombre de survivants atteints d'un certain type de cancer ne recoupe pas du tout celui des malades ayant été soumis à des traitements précoces.

La comparaison des données de ce tableau montre clairement la nécessité de détecter précocement le cancer, avant qu'il ne s'étende localement et n'envahisse les structures voisines, ou qu'il ne se soit pro-

Silicose d'un ouvrier d'une mine d'uranium qui présente le classique carcinome bronchique professionnel.

pagé à distance. Pour obtenir des résultats satisfaisants, il est tout à fait essentiel de diagnostiquer la maladie le plus tôt possible.

Le terme « précoce » signifie que l'on recherche les lésions permettant encore l'application d'un traitement efficace.

Ce diagnostic précoce est-il réalisable ? Chez 75% des patients, la lésion a une localisation offrant toutes les possibilités pour le diagnostic et la guérison.

Dans cette lutte contre le cancer, le patient doit être aussi actif que le médecin. Le malade doit consulter le médecin au premier signe d'alarme. De son côté, le praticien doit être apte à détecter toute lésion cancéreuse et soumettre le plus rapidement possible le patient à toutes les méthodes thérapeutiques. Depuis longtemps, l'American Cancer Society a spécifié sept « signes d'alarme » :

1. Une verrue ou un grain de beauté qui change d'aspect.
2. Une grosseur au sein ou en tout autre endroit du corps.
3. Un ulcère buccal, cutané, ou localisé ailleurs, qui ne guérit pas.
4. Une hémorragie ou un écoulement inhabituel de quelque origine que ce soit.
5. Une aphonie ou une toux persistante.
6. Une difficulté à avaler ou à digérer.
7. Des modifications dans le fonctionnement intestinal ou urinaire.

Survie des malades atteints par les formes les plus fréquentes du cancer, comparée à la survie des malades traités en phase précoce

Localisation	Survie au bout de cinq ans pour tout le groupe (%)	Survie au bout de cinq ans dans les stades précoces
Lèvre	61,2	79,0
Langue	24,5	40,7
Larynx	36,8	71,3
Sein	45,6	85,2
Poumon	6,4	37,1
Estomac	5,2	41,9
Côlon et rectum	34,2	66,7
Vessie	22,2	85,1
Corps utérin	55,6	80,1
Col utérin	35,5	70,1

Mélanome malin de la plante du pied ; il n'est pigmenté que sur une petite zone périphérique. Il s'agit d'une tumeur des cellules pigmentaires de la peau.

Carcinome baso-cellulaire de la peau ulcéré en son centre.

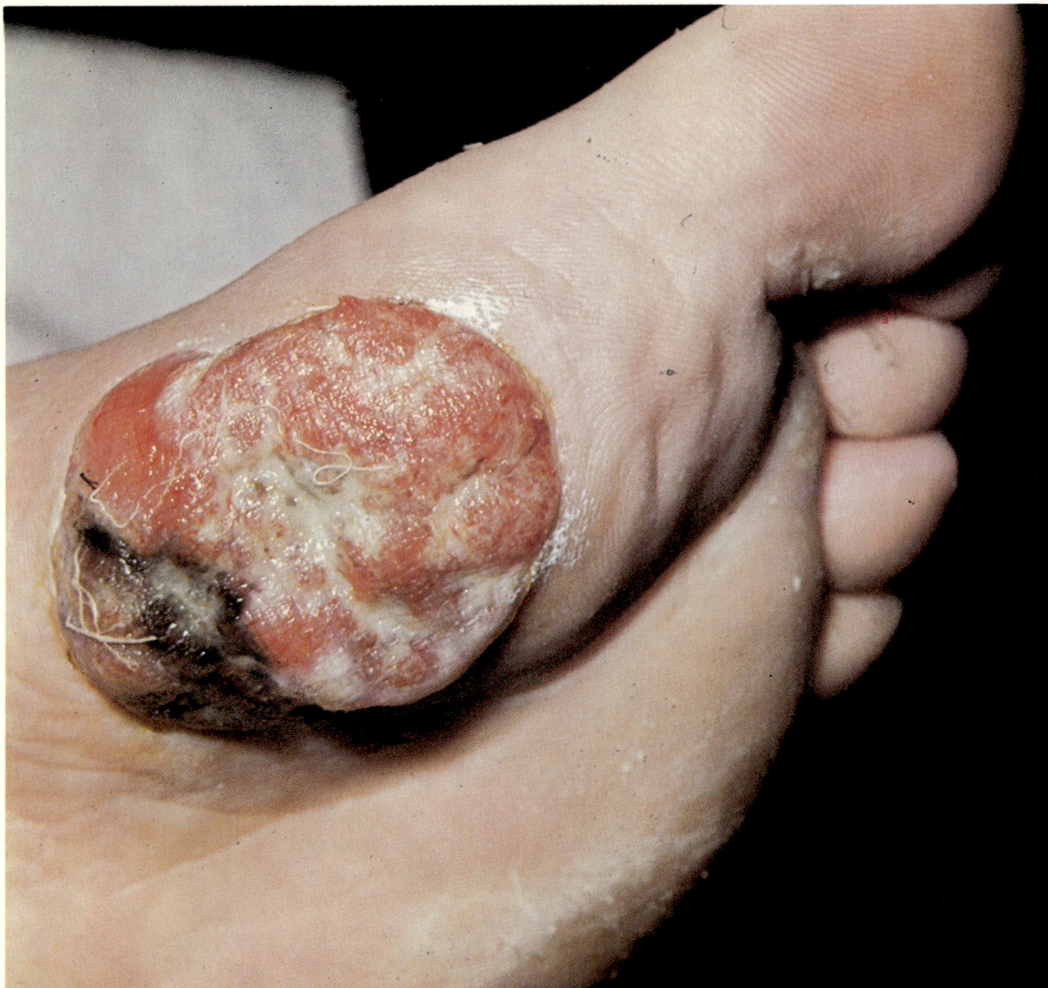

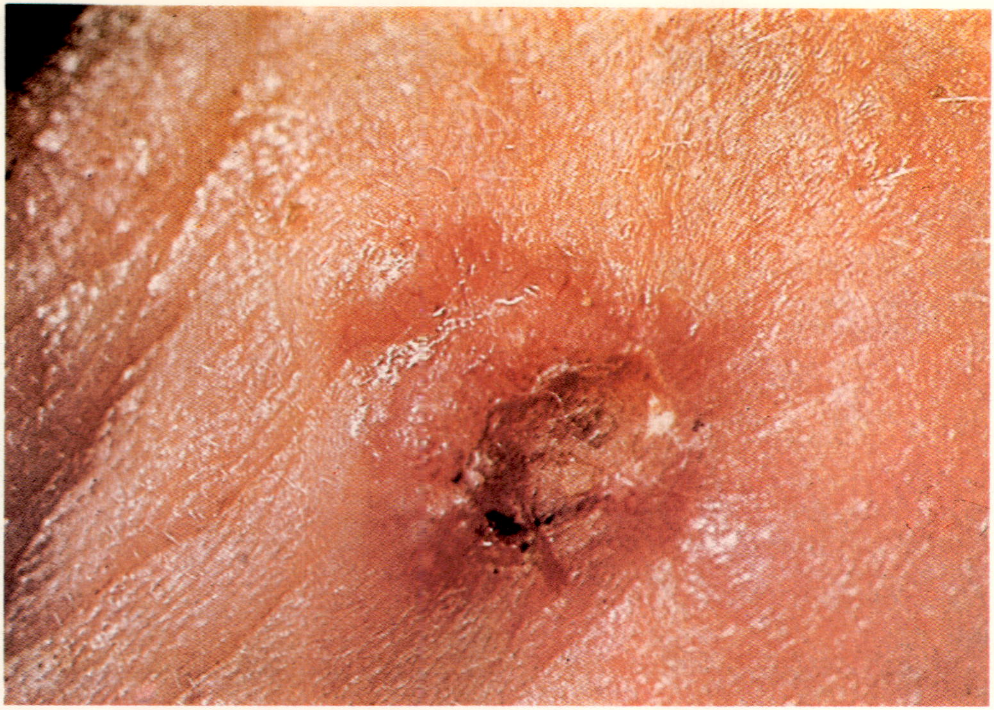

Ces différents symptômes étant observés dans les phases initiales de la plupart des cancers, il est absolument nécessaire qu'ils soient connus du public. Le patient est ainsi alerté et consulte plus rapidement son médecin.

En réalité, la lutte contre le cancer se propose d'aller au-delà de la phase préclinique du diagnostic ; elle tend à détecter la maladie avant même que le patient ne présente des manifestations pathologiques. Cette entreprise implique que l'on examine des personnes apparemment saines pour découvrir des lésions avant qu'elles ne deviennent malignes.

On y parvient grâce aux campagnes de dépistage auprès de groupes de population plus ou moins nombreux ou bien en prenant les sujets individuellement.

L'O.M.S. (Organisation mondiale de la santé) indique que les examens de dépistage du cancer doivent être :

1. Simples, d'exécution facile et rapide, ils doivent présenter le minimum d'inconvénients pour la personne examinée.
2. Peu coûteux en matériel et en personnel.
3. Spécifiques, c'est-à-dire avec un faible pourcentage de faux résultats positifs.
4. Sensibles, c'est-à-dire comportant un pourcentage minimal de résultats négatifs erronés.

Ces examens peuvent être centrés sur un organe ou sur une zone déterminée du corps ; ils peuvent encore être destinés à explorer tous les organes et systèmes.

Les résultats obtenus avec le premier type de campagne démontrent leur efficacité. Par exemple, dans les pays avancés du point de vue sanitaire, la mortalité due au cancer du col utérin a nettement régressé. Cela ne provient pas seulement des progrès réalisés en chirurgie et en radiothérapie, mais également des campagnes de dépistage précoce du cancer. Le test de Papanicolau consiste à examiner au microscope un prélèvement dans le vagin et au col de l'utérus ; il doit être pratiqué systématiquement et périodiquement chez toute femme à partir de 30 ans.

Chaque organe ou chaque type de cancer demande des analyses et des techniques spécifiques. On soumettra à ces tests périodiques les groupes de population qui, par leur sexe, leur âge, leur profession, etc., sont particulièrement exposés au développement d'un certain type de cancer. En plus de ces tests limités à un organe ou à une zone du corps, il est parfois nécessaire d'explorer tout l'organisme grâce à une histoire clinique détaillée, à un examen physique, radiologique, endoscopique et à des analyses de laboratoire. Ces examens, s'ils sont répétés à intervalles réguliers, offrent les meilleures garanties pour la détection précoce du cancer. Toutefois, ils sont onéreux et longs à réaliser.

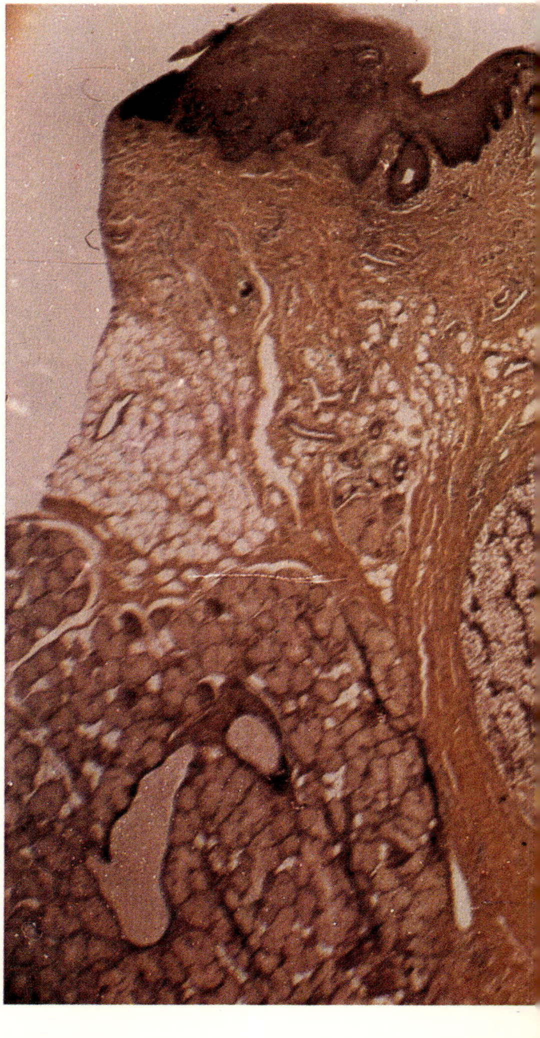

Tumeur des glandes salivaires de la muqueuse palatine.
A gauche et à droite de ces deux glandes,
on aperçoit les glandes salivaires normales.

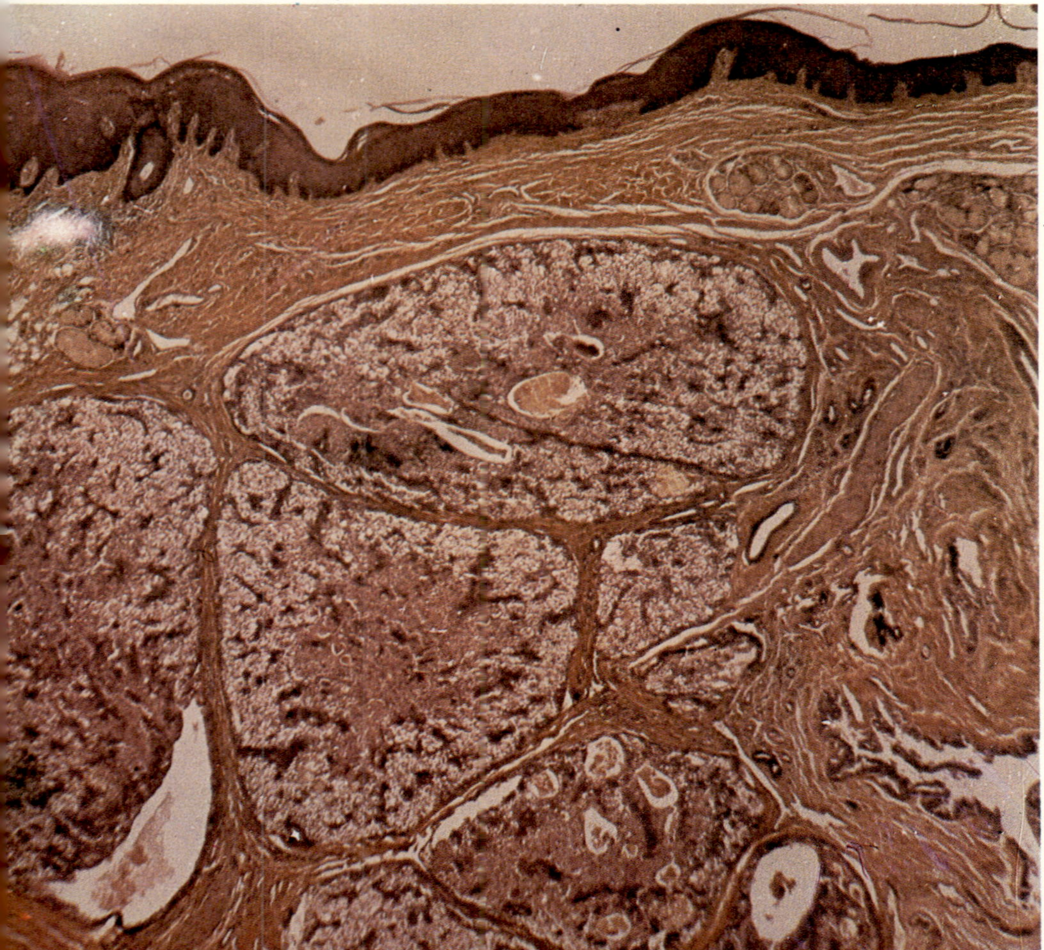

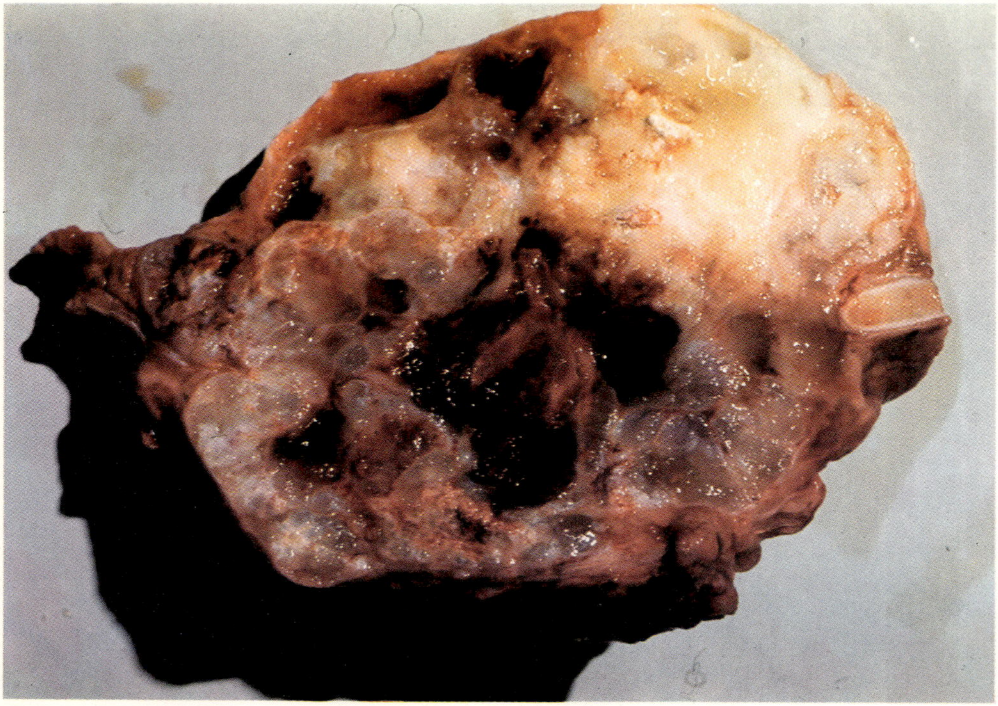

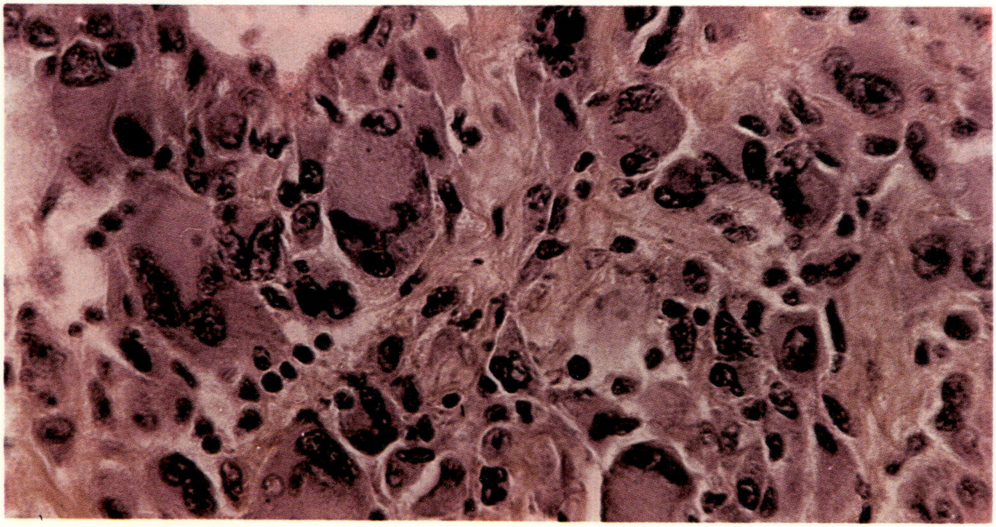

Ci-contre, tumeur maligne de la côte constituée par un tissu cartilagineux atypique ; au milieu, foyer nécrotique et hémorragique. En bas, coupe de la tumeur.

Très souvent le traitement a des chances de réussir si la maladie a été décelée à temps.

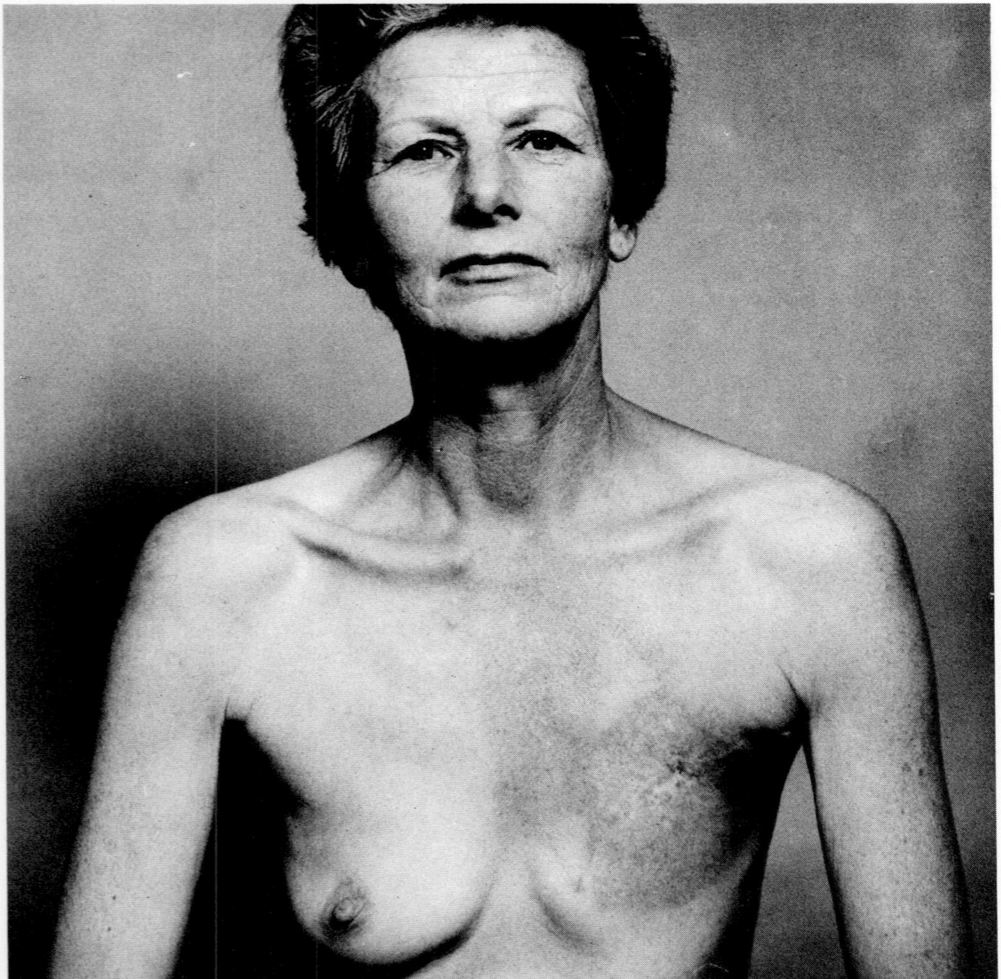

Opération d'un cancer du poumon.
A droite, multiples tumeurs à villosités de la vessie.

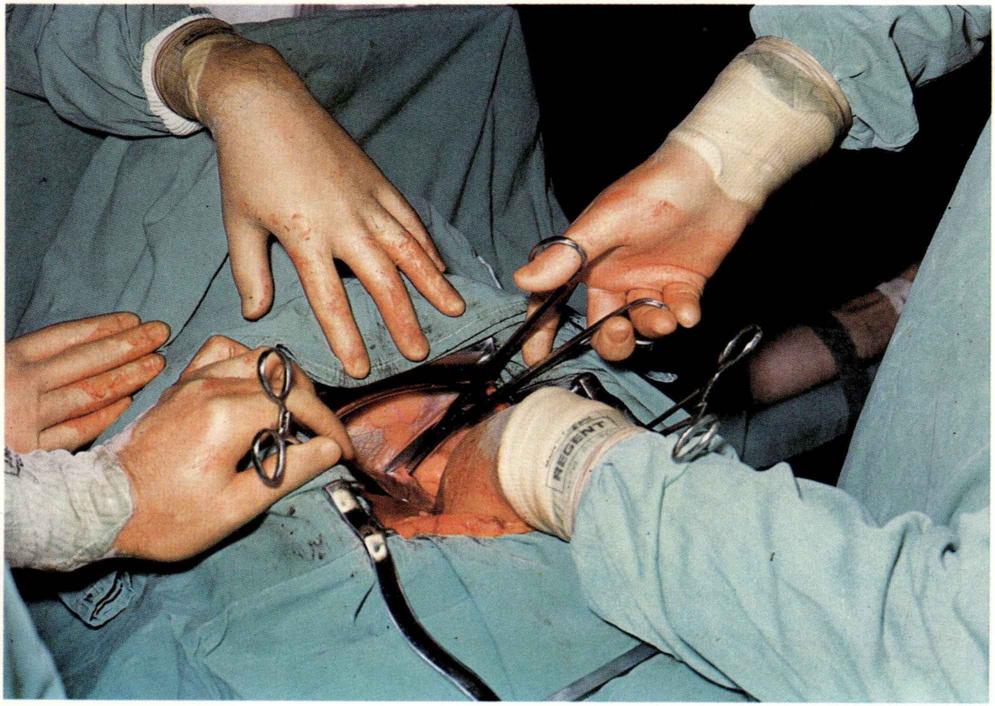

Le diagnostic et le traitement précoces permettent d'augmenter le nombre de guérisons chez les malades atteints de cancer. Il faut tenir compte d'un autre facteur : actuellement, le progrès médical est si rapide que l'on trouvera, tôt ou tard, la solution du problème. Il est certain que ce processus ne sera pas immédiat, que certaines formes de cancer seront guéries avant d'autres, comme cela arrive actuellement.

P. M. Sutton

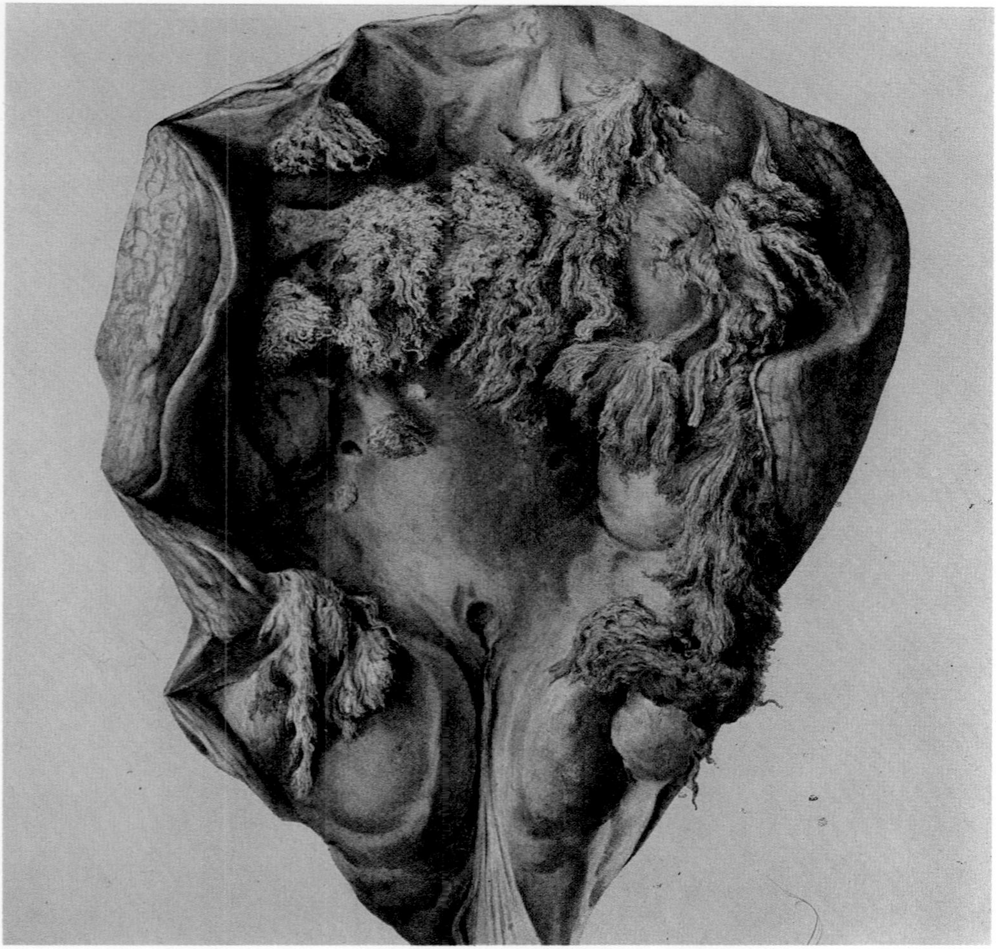

Avec les moyens sanitaires actuels, on ne peut examiner qu'une infime partie de la population.

Il convient donc de trouver des solutions de compromis : *a)* intensifier les campagnes auprès des groupes de population qui sont les plus exposés ; *b)* inclure le dépistage du cancer en phase précoce ainsi que des lésions précancéreuses dans chaque examen médical ; *c)* obtenir que cette démarche fasse partie intégrante du bilan général, afin que l'identification du cancer précoce ne soit qu'une phase de l'examen, même si les anomalies décelées ne sont pas malignes.

En résumé, pour que la lutte contre le cancer soit effective, plusieurs tâches s'imposent aux responsables :

La création de centres expérimentaux consacrés au cancer, comme celui du docteur Halpern à Paris, s'impose de façon urgente et nous concerne tous.

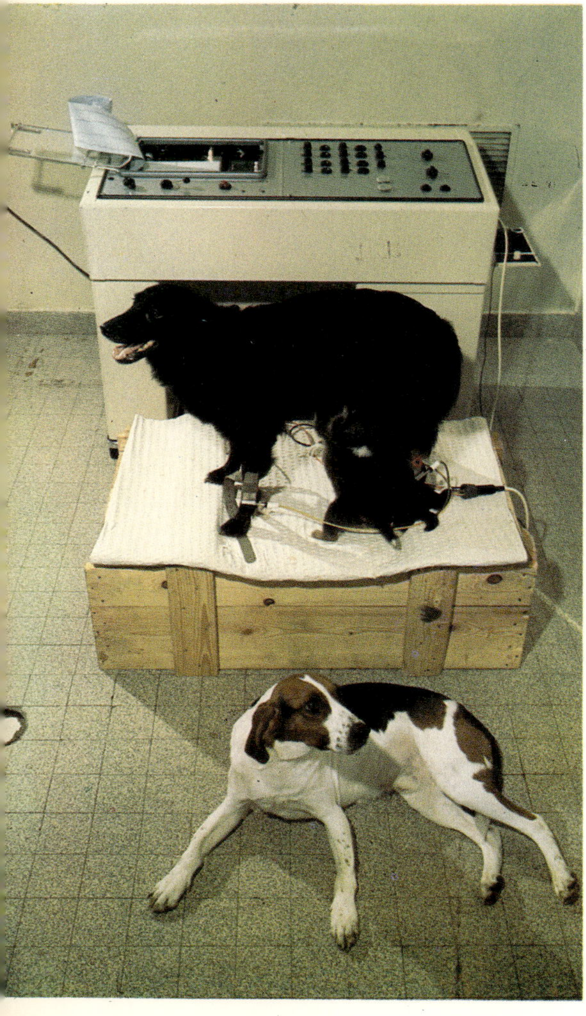

1. Prévenir le cancer en identifiant les facteurs cancérigènes du milieu ambiant.

2. Faire comprendre au public l'importance du diagnostic précoce et l'informer sur les possibilités thérapeutiques.

3. Faire en sorte que le médecin soit prêt à rechercher et à identifier le cancer dans ses phases précoces.

4. Organiser des campagnes systématiques auprès de personnes apparemment saines, essentiellement auprès des groupes très exposés.

5. Créer des centres oncologiques spécialisés. Autrefois, le chercheur individuel jouait un rôle fondamental dans la lutte contre le cancer. Aujourd'hui, les meilleurs éléments de chaque spécialité médicale doivent être intégrés dans une équipe capable de mettre au point le traitement convenant à chaque patient.

6. Finalement, créer et conserver les moyens nécessaires à la recherche des causes du cancer, rechercher des méthodes nouvelles afin de détruire la cellule cancéreuse, aussi bien en chirurgie qu'en radiothérapie et en chimiothérapie.

Nous tenons à insister sur la nécessité de créer des centres oncologiques où convergeraient toutes les activités en rapport avec le cancer, des institutions où le chercheur pourrait travailler aux côtés du médecin, ce qui éviterait le décalage entre sciences fondamentales et sciences appliquées.

Lésion prémaligne des seins,
connue comme mastopathie proliférative.
On observe une dilatation kystique des tubes excréteurs
avec prolifération des cellules épithéliales.

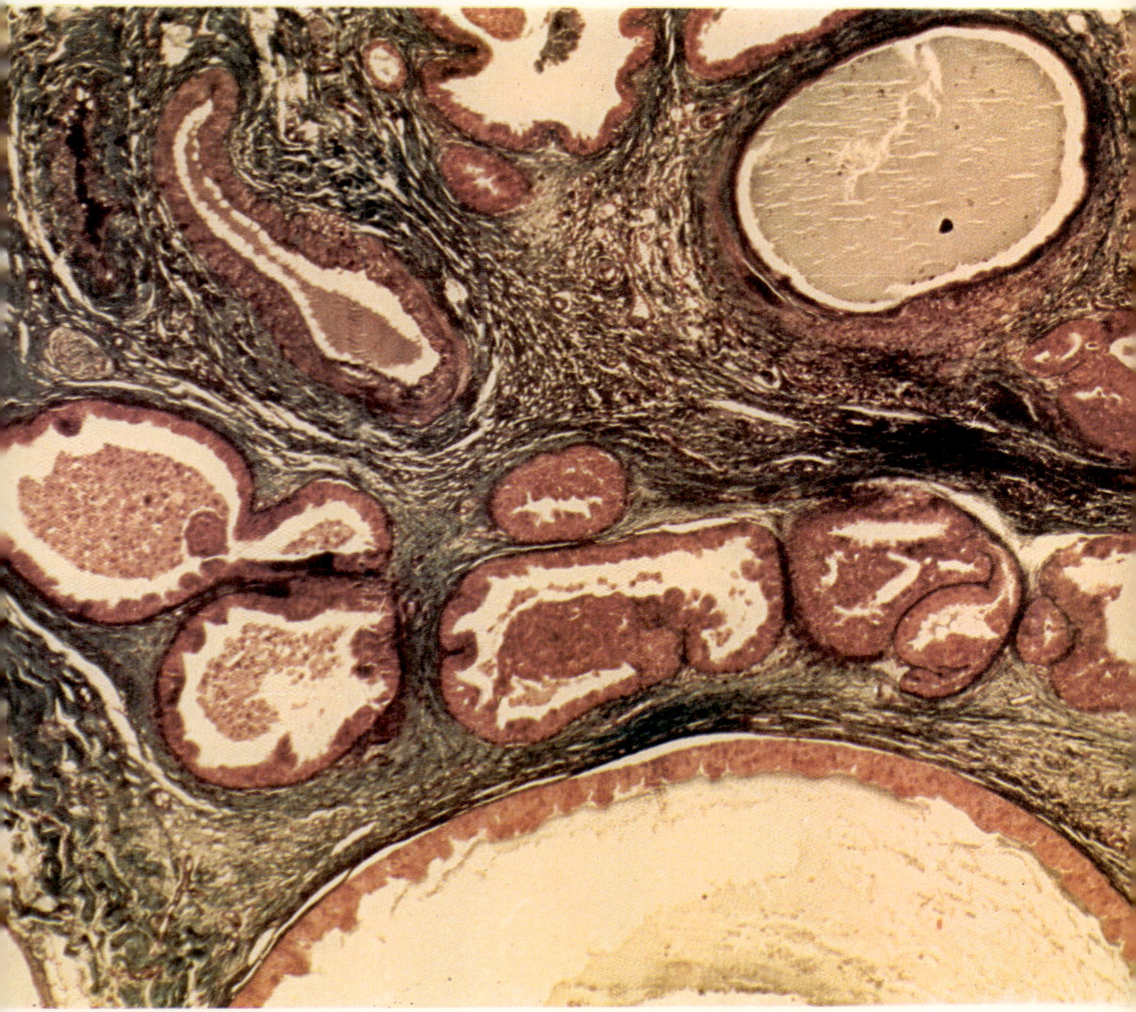

Lymphome de l'intestin occupant la sous-muqueuse.
A droite, muqueuse intestinale normale.
A gauche, masse tumorale.

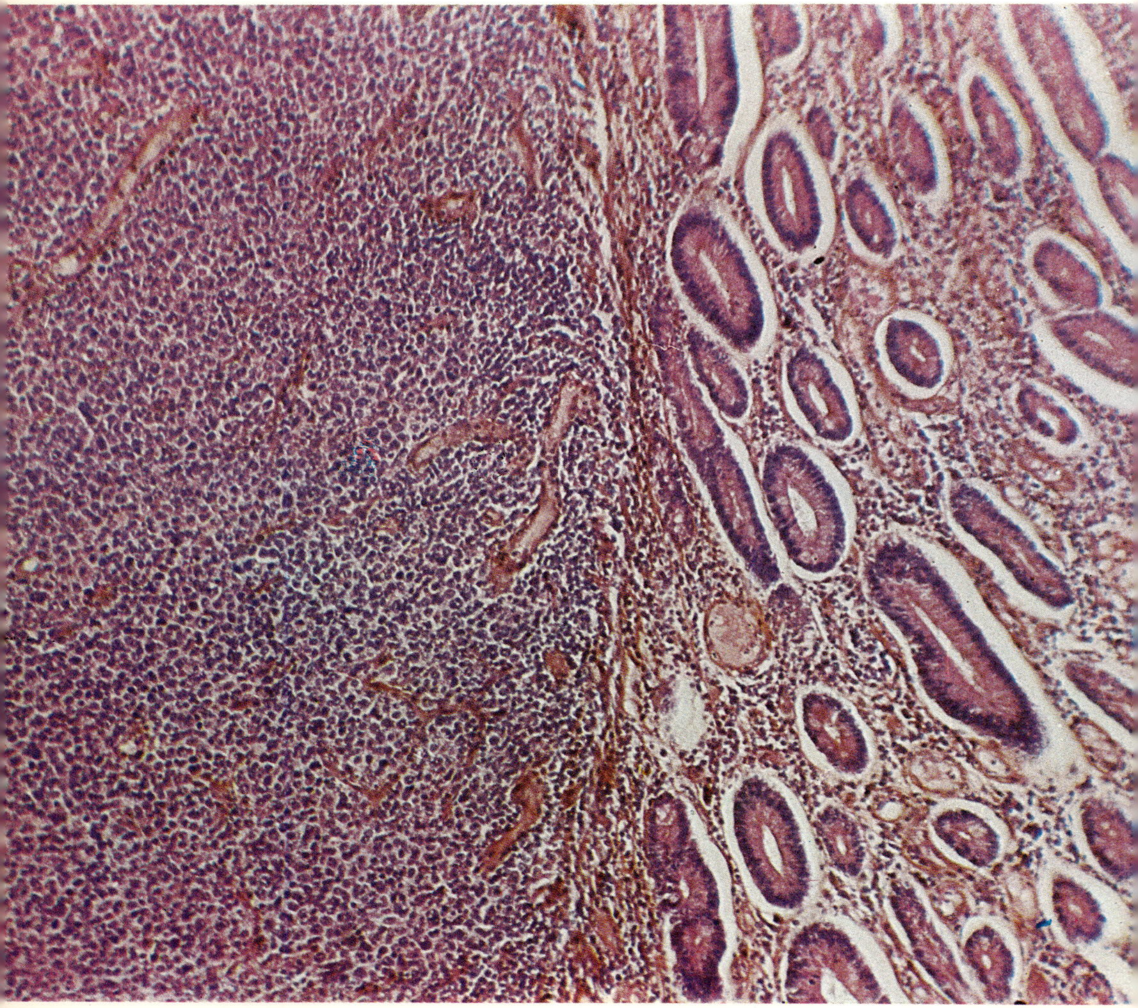

Détail de la structure d'un fibrosarcome sous-cutané du cou. Il consiste en une prolifération de fibroblastes malins.

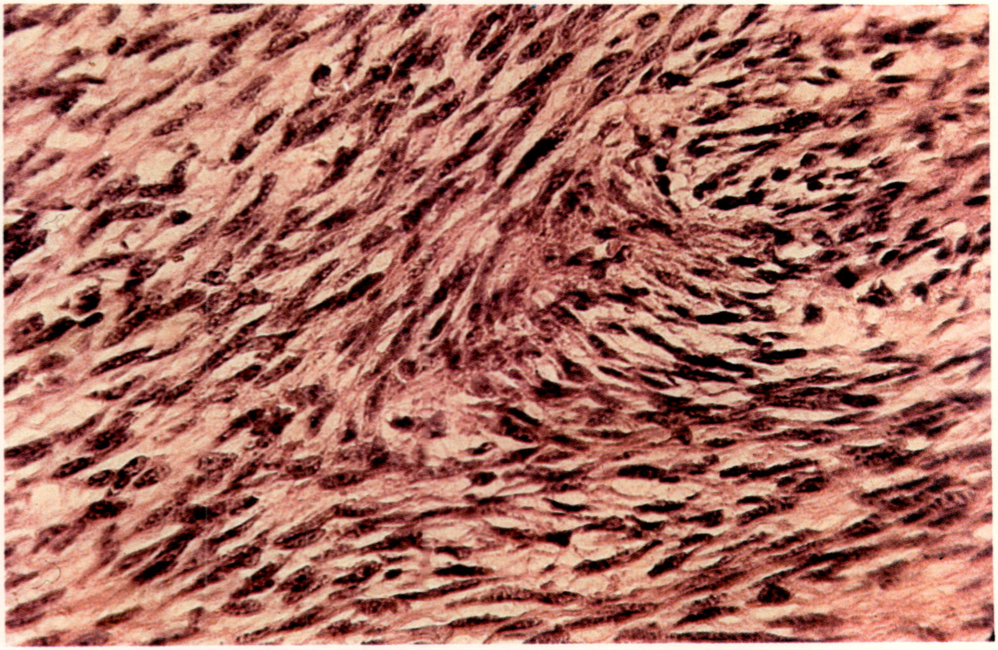

L'avenir

Il est difficile de prévoir ce que sera l'avenir de l'oncologie, car les types de maladie et leurs incidences évoluent en même temps que la société.

On peut toutefois supposer que le cancer demeurera un problème crucial dans les prochaines années, même si nous assistons à des découvertes spectaculaires en matière de diagnostic et de thérapeutique, notamment en chimiothérapie, en immunologie et en virologie.

La population continuera à croître et elle le fera aux dépens des groupes d'âge les plus touchés par les maladies tumorales. Le nombre de cancéreux augmentera, surtout parmi la population adulte et chez les personnes âgées. Il faudra donc recourir à une organisation sanitaire complexe.

Nous nous heurterons probablement à un nombre croissant de cancers du pou-

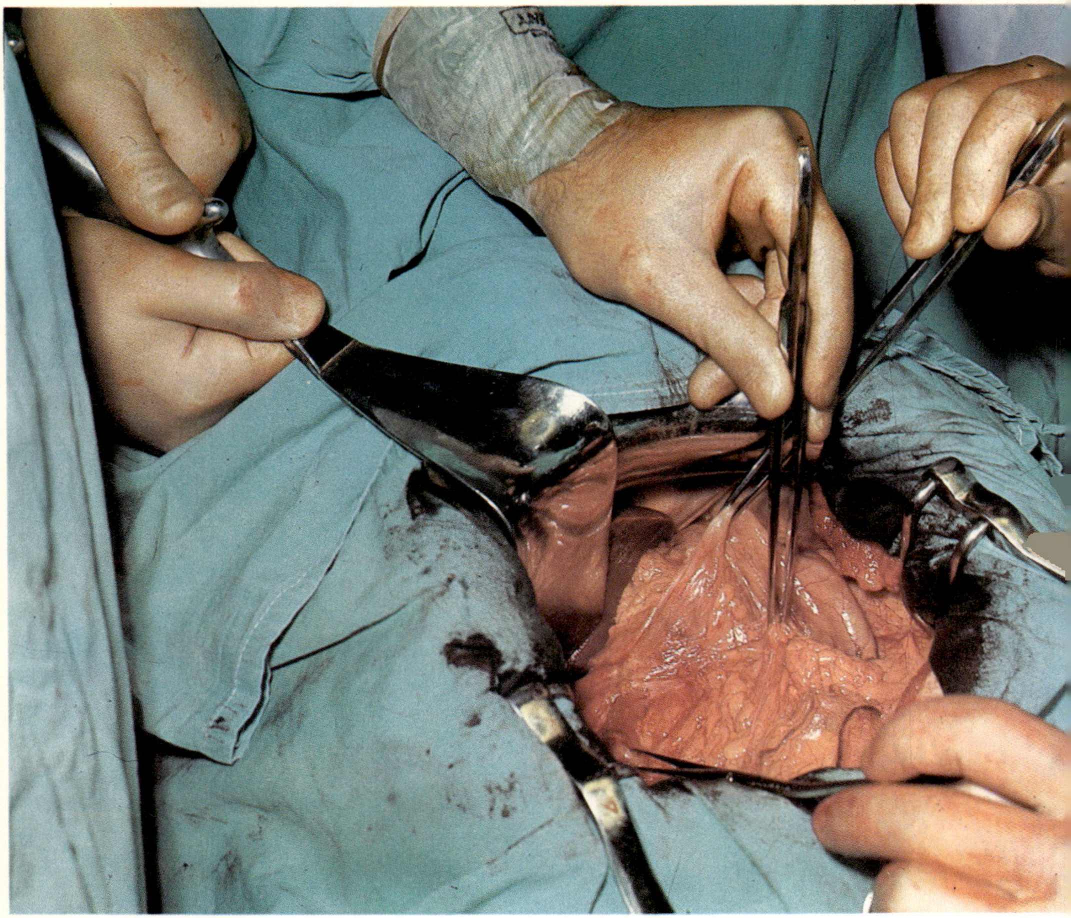

Tous les médecins du monde entier s'accordent à affirmer que la connaissance du cancer prend une importance grandissante. Il s'agit d'une maladie dont le rythme des manifestations est variable ; il est lié aux changements dans le niveau de vie et dans l'organisation des services sanitaires, dans le diagnostic médical et dans le traitement. Cette variabilité manifeste l'incidence des désordres tumoraux sur la morbidité et sur la mortalité.

Comité d'éducation professionnelle de l'U.I.C.C.
(Union internationale contre le cancer)

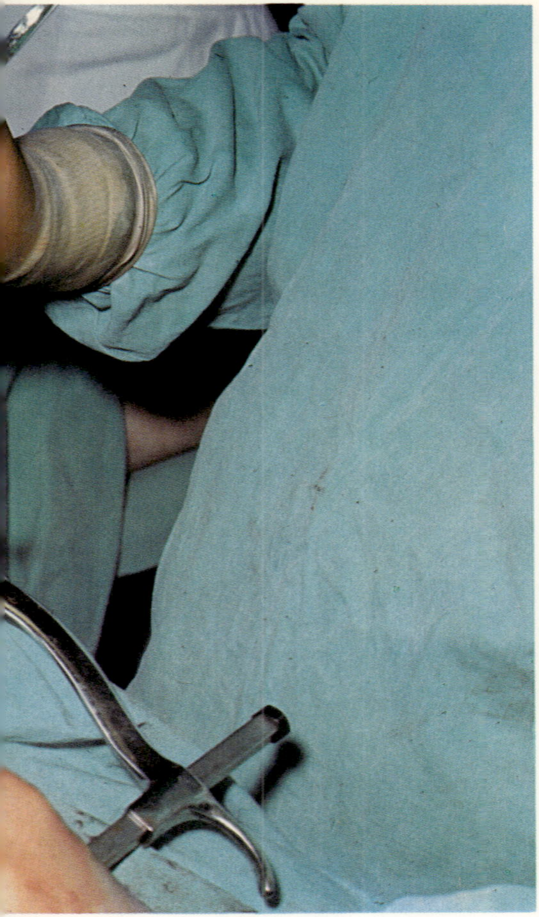

Intervention chirurgicale sur un cancer du poumon. D'après les prévisions, ce type de cancer augmentera probablement dans les prochaines années. Ci-dessous, cancer de la thyroïde.

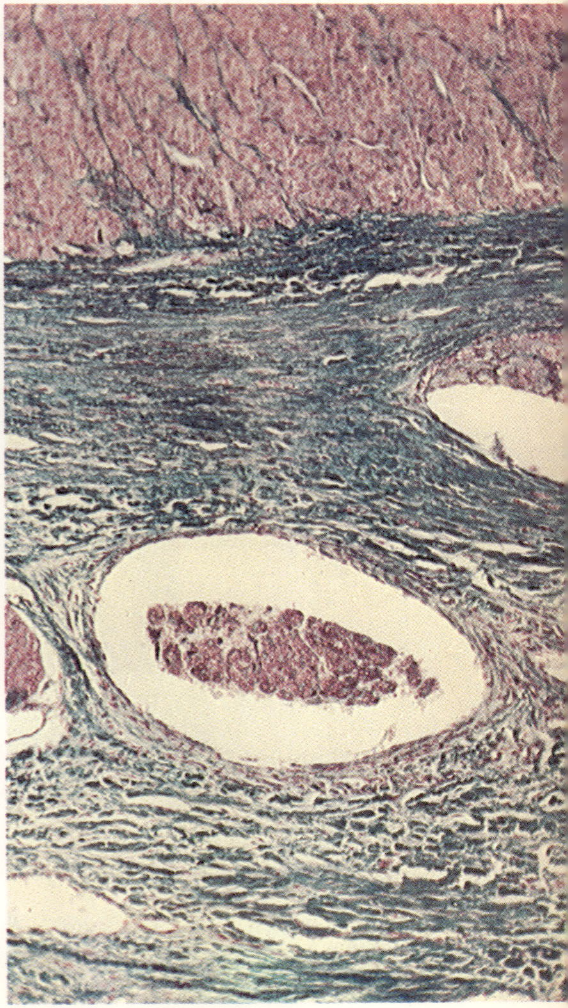

mon, aussi bien chez l'homme que chez la femme. Le seul moyen d'y remédier serait de généraliser l'interdiction de fumer ou de trouver un substitut qui ne soit pas cancérigène.

Cette mesure permettrait à elle seule de réduire le pourcentage de patients atteints du cancer.

Nous rencontrerons également plus de cancers du sein et de la prostate.

Coupe d'un lipome sous-séreux de l'intestin grêle.
On voit nettement la coloration jaune de la graisse du lipome.
L'intestin a un aspect marron,
car les tissus ont été fixés au formol.

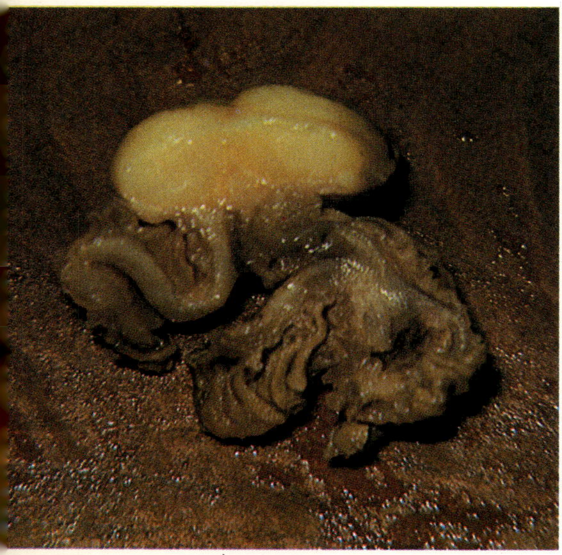

De nombreuses formes de cancer seront diagnostiquées très tôt et traitées efficacement. Nous améliorerons sans aucun doute la technique ainsi que la qualité des radiations employées en radiothérapie et nous sommes en droit d'attendre des progrès considérables dans les traitements chimiques.

Cependant, la réduction globale de la mortalité et de la morbidité par cancer proviendra surtout, d'une part, d'une meilleure coordination entre les activités médicales, d'une plus grande maîtrise des techniques préventives et, d'autre part, d'une participation beaucoup plus active de la société qui se soumettra aux examens de dépistage et aux méthodes de diagnostic précoce.

Lectures recommandées

Beau, Georges: *Le Cancer.* Editions du Seuil, Paris, 1965.

Graffi, A., et Bielka, H.: *Problèmes de cancérologie expérimentale.* Paris, 1963.

Institut Gustave Roussy: *Carcinologie. Les cancers humains: nature, évolution, indications thérapeutiques.* Paris, 1962.

Mathé, Georges: *Le Cancer.* Paris, 1967.

Oberling, Charles: *Le Cancer.* Gallimard, Paris, 1954.

Peeters, E. G.: *Le Cancer. Bilan des connaissances actuelles de la médecine et de la biologie.* Verviers, Gérard, 1966.

Süss, R.: *Cancer. Experiments and concepts.* New York, 1973.

Wilkinson, J.: *The conquest of cancer.* London, 1973.

Vocabulaire

ACIDE NUCLÉIQUE. Substance chimique responsable de la transmission des caractères héréditaires et de la synthèse des protéines.

ANATOMIE PATHOLOGIQUE. Etude des altérations subies par les organes et les tissus malades, qui affectent leur forme et leur situation dans l'organisme.

BIOCHIMIE. Science qui étudie les processus biologiques selon les principes et les méthodes de la chimie.

BIOPSIE. Prélèvement de petits fragments de tissus d'un organisme vivant pour procéder à un examen microscopique.

CELLULE. Unité élémentaire morphologique, physiologique et reproductrice des êtres vivants. Elle est l'élément le plus simple qui soit doté d'une vie propre. Elle est composée d'une masse *(protoplasme)* délimitée par une enveloppe *(membrane)* qui abrite diverses structures, la plus importante étant le noyau.

CHIMIOTHÉRAPIE. Traitement des maladies au moyen de produits chimiques.

CHROMOSOME. Chacune des structures en forme de filament ou de bâtonnet se trouvant dans le noyau des cellules et constituant le support matériel de l'information génétique.

CHROMOSOMIQUE. Appartenant ou relatif aux chromosomes.

CLINIQUE HUMAINE. Branche de la médecine qui a pour objet d'appliquer au malade les connaissances médicales.

CONJONCTIF. Tissu animal de remplissage et de soutien qui forme les os, les cartilages, etc., de même que les ganglions lymphatiques.

CONTRÔLE IMMUNITAIRE. Propriété de l'organisme qui lui permet de défendre son intégrité face aux agents étrangers.

CYTOLOGIE. Science qui étudie la cellule.

CYTOLOGIQUE. Appartenant ou relatif à la cytologie.

ÉPIDÉMIOLOGIE. Branche de la médecine qui étudie tout ce qui concerne le début, la diffusion et la prévention des maladies.

ÉPITHÉLIUM. Tissu animal formant la peau, la couche externe des muqueuses et la partie sécrétrice des glandes.

GÉNÉTIQUE. Science qui étudie l'hérédité.

HISTOLOGIE. Etude de la composition et de la structure des tissus chez les êtres vivants.

HISTOLOGIQUE. Appartenant ou relatif à l'histologie.

MÉTABOLIQUE. Appartenant ou relatif au métabolisme.

MÉTABOLISME. Ensemble des échanges de substances et des transformations d'énergie se produisant chez les êtres vivants.

MORBIDE. Qui est atteint

d'une maladie ou bien qui la provoque.

MORBIDITÉ. Proportion de personnes malades dans une population et un temps donnés.

NEUROLOGIE. Partie de la médecine qui étudie le système nerveux.

NEUROLOGIQUE. Appartenant ou relatif à la neurologie ou au système nerveux.

ONCOLOGIE. Etude des tumeurs.

PROPHYLAXIE. Ensemble des mesures préventives d'une maladie.

RADIOCANCER. Cancer provoqué par l'effet des rayons X ou d'autres radiations.

RADIODIAGNOSTIC. Ensemble de techniques, fondées sur l'usage des rayons X et destinées à poser tout particulièrement un diagnostic.

RADIOTHÉRAPIE. Traitement des maladies à l'aide de toutes sortes de radiations et notamment des rayons X.

SYNDROME. Ensemble des symptômes qui caractérisent une maladie.

SYSTÈME IMMUNITAIRE. Ensemble des facteurs constituant la base active des défenses dont dispose en particulier l'organisme.

TISSU. Ensemble de cellules semblables, qui remplissent une fonction particulière pour laquelle elles sont spécialisées.

BIBLIOTHÈQUE LAFFONT DES GRANDS THÈMES • LIVRES GT

En cent volumes, la problématique de l'homme d'aujourd'hui

Une collection comportant au total 14400 pages et plus de 10000 illustrations en couleurs. Une collection qui fait le point sur notre époque dans tous les domaines depuis la mutation des mœurs et des idées jusqu'aux fantastiques progrès des sciences et des techniques. Une collection qui permet de prendre conscience et de comprendre les changements qui assaillent aujourd'hui l'homme et la société.

Titres parus à ce jour :

1. – La Pollution
2. – L'Histoire universelle depuis 1939
3. – La Naissance d'un Enfant
4. – La Formation de la Terre
5. – La Libération de la Femme
6. – L'Origine de l'Homme
7. – Les Atomes
8. – L'Explosion démographique
9. – L'Origine de la Vie
10. – Le Système monétaire international
11. – Crise de l'Energie
12. – Le Système solaire
13. – La Pauvreté dans les grandes Villes
14. – Le Développement économique
15. – La Crise des Institutions familiales
16. – L'Evolution des Espèces
17. – Freud et la Psychanalyse
18. – Etoiles et Galaxies
19. – L'Histoire
20. – Economie des Pays socialistes
21. – Les Océans
22. – La Musique du XXe Siècle
23. – Presse et Techniques d'Information
24. – Satellites artificiels
25. – Art abstrait et Art figuratif
26. – Tourisme et Loisirs
27. – Le Code génétique
28. – L'Argent et sa Fonction
29. – Nouvelles Tendances du Théâtre
30. – Exploration de l'Espace
31. – La Préhistoire
32. – Théorie de l'Image
33. – Cordillères, Séismes et Volcans
34. – Les Musées dans le Monde
35. – Le Cinéma contemporain
36. – L'Atmosphère et la Prévision du Temps
37. – Le Livre, hier, aujourd'hui et demain
38. – Les Mouvements pop
39. – Les Ordinateurs
40. – Fonctions de l'Architecture moderne
41. – Linguistique et Communication
42. – Le Monde végétal
43. – Les Sociétés primitives
44. – Le Cinéma, Art et Industrie
45. – Le Monde des Animaux
46. – Les Organisations internationales
47. – Le Design
48. – Le Comportement animal
49. – Hérédité, Milieu et Education
50. – La nouvelle Agriculture
51. – La nouvelle Mathématique
52. – Justice et Droit
53. – Systèmes et Régimes politiques
54. – Le Cerveau et le Comportement
55. – Orient et Occident
56. – L'Inflation
57. – L'Ecologie

Printed in Spain

gt